AF718714

Ajánlás

Pócsik Dezső „Citera ABC"-je jogos igények szülötte. A hangszer kultusza megköveteli az igények növelését – a mozgalom kiművelését –, s a hangszer tanításának alapvetését. A népi kultúrát az átadás „szájhagyományszerűsége" őrzi ugyan, de a kihalás veszélye egyre nagyobb, s ez teszi nemzeti kötelességgé kincseink megmentését és ápolását.

Avatott, szakmailag megalapozott munkára vállalkozott Pócsik Dezső, aki nemcsak ismerője, de művésze is hangszerének. Nagy hiányt pótol úttörő vállalkozása. Munkáját az élő gyakorlat csiszolja majd véglegessé.

Szeretettel ajánlom hát az érdeklődők figyelmébe e munkát, amely nem a múltba menekülés, hanem a jövőbe mentés!

Szokolay Sándor

Pócsik Dezső:

CITERA ABC

(citeraiskola)

Lektorálta: Fasang Árpád és Szokolay Sándor
Az ábrákat Rátkai Endre festőművész,
a kottagrafikákat Molnár Bertalan készítette.

Előszó

Aki ezt a könyvet úgy veszi a kezébe, hogy végre van egy olyan munka, amely megoldja a citeratanulás problémáját, csalódást fog neki okozni. Ez a könyv hasznos lehet, de nem tanul meg helyettünk citerázni. Az útjelző táblák is hasznosak, mert mutatják az utat, hova, merre, de nem lépnek sem az utassal, sem nélküle. E munka sem tesz citerássá senkit, akárhányszor átolvassa, de megmutatja, elénk tárja az utat, amelyen haladva elsajátíthatjuk a citerázás tudományát.

Megmutatja az utat, irányelveket ad egy-egy meredekre való felkapaszkodáshoz, vagy hirtelen lejtőn való lejutáshoz, viszont a gyakorlatokat, a pengetési módokat, a pontozott ritmusokat, a szinkopikus megoldásokat, a bordűrhúrok zengésének a szabályozását a tanulónak kell megoldania. Ezt csak erős elhatározással, kitartó munkával lehet elérni. Ne gyakoroljunk egyik nap hat órát, utána pedig egy hétig semmit. Gyakorlásunk legyen rendszeres, még ha naponként félórás is. A napi egyórás rendszeres gyakorlással rövid pár hónap alatt jó citerásokká válhatunk. Keljünk fel egy órával előbb, ha máskor nincs gyakorlásra időnk. A reggeli tanulás a legjobb.

A könyvben ne szaladjunk előre. Az „A" gyakorlatoknál szigorú önfegyelemmel dolgozzuk végig a kívánt időtartamot. Az alapozás nélküli továbblépés később megbosszulja magát.

Régóta citerázom. Pendelyes koromból hozom magammal ezt a kedves hangszert. Serdülőkoromban hegedülni tanultam. Az írott zene világával ekkor ismerkedtem meg.

Azután visszatértem a citerához. Tizenkét éve tanítom is. E füzetben tapasztalataimat, megfigyeléseimet, észrevételeimet, javallataimat gyűjtöttem egybe. Tettem ezt azzal a szándékkal, hogy szerény írásommal talán segíteni tudom a citeramuzsika ügyéért fáradozók tisztes munkáját, illetve az egyénileg tanulók számára lámpás lehet, amelynek segítségével könnyebben érhetnek célállomásukhoz, a citerazenélés öröméhez.

Pócsik Dezső

ELSŐ RÉSZ

1. TÉMA

A citera

Ahhoz, hogy meghódítsunk valamit, meg kell előbb alaposan ismerni. Tegyük ezt a citerával is. Helyezzük magunk elé az asztalra úgy, hogy a fogólapos (egyenes vonalú), hosszanti oldala essen a testünk felől.

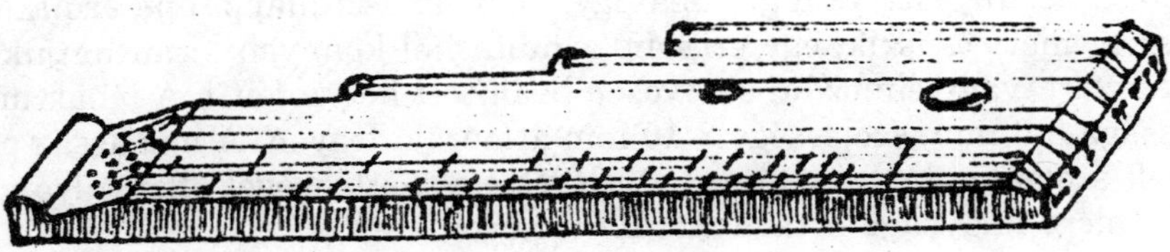

1. sz. ábra: alföldi kölyökfejes citera

Amint látjuk, a hangszer nagyjából téglalap alakú négyszöget zár be. Az egyik hosszanti oldala lineáris, azaz egyenes vonalú. Itt helyezkedik el a menzúra, más néven a fogólap, amely a hangrendszer mértékviszonyát jelzi. E jelzést szolgálják a fogólapon jól látható érintők (drótdarabkák), melyeket derékszögbe hajlított két végével rögzítenek a fába. Vannak citerakészítők (pl. Bársony Mihály), akik nem alkalmaznak fogólapot, hanem az érintőket, a „kottákat" közvetlenül a fedőlapba helyezik. Két sor érintőt látunk. A külső soron (ez esik közelebb hozzánk) a hét törzshang van, két és fél oktáv szélességben. A belsőn a származék hangok (kromatikus hangok) találhatók. A két hangsor egymáshoz való viszonya megegyezik a zongorán található fehér és fekete billentyűk szerepével. Így aki citerázni tud, az le tudja pötyögtetni a dalait billentyűs hangszeren is. Ugyanez fordítva is érvényes.

Ha a citerát a fent leírt módon helyezzük elébünk, a jobb kezünk felőli végében találjuk a húrtartó szegeket, a bal felőliben a fejet. Ebbe helyezik el a hangolószegeket. Ezek a hangolókulccsal körbetekerhetők, ami által a húr rászerelhető, mélysége vagy magassága szabályozható (hangolás). A szemben levő oldal általában a fejétől lépcsőzetesen szélesedik (kölyökfejes citera, *1. sz. ábra*). A dunántúli hasas citera a legfelső kölyökfej után hirtelen kidomborodik. Az új citerák egy részét újabban fenéklemezzel is ellátják. Az oldalrészek által bezárt korpuszt hangszertestnek vagy hangszekrénynek nevezik. Az egész együtt (a korpusz, rajta a fej a hangolószögekkel, a feszülő acél- és rézhúrokkal, a húrtartó szegekkel, a fogólappal, azon az érintőkkel, a kölyökfejekkel, a hangszekrény két végén a húremelő bakokkal) maga a citera.

A citera alá ajánlatos három lábat szerelni. Csak hármat. A háromlábú szék sohasem billeg. Kettőt a fogólap felőli két végére, egyet a szemközti oldal közepére. Csak a gumiláb tudja maradéktalanul betölteni a szerepét. Az is csak akkor, ha a rögzítőszöget vagy facsavart mélyen besüllyesztjük a gumiba úgy, hogy az asztallappal ne érintkezhessen, mert csúszik, egy erősebb zendítésnél könnyen leránthatjuk a hangszert, vagy elmozdul előnyösen beállított helyzetéből. A lábak magassága 5-6 mm, szélessége 8-10 mm átmérőjű legyen. A magasság azt a célt szolgálja, hogy az asztal esetleges egyenetlenségét ellensúlyozza, az átmérő nagysága a tapadást fokozza.

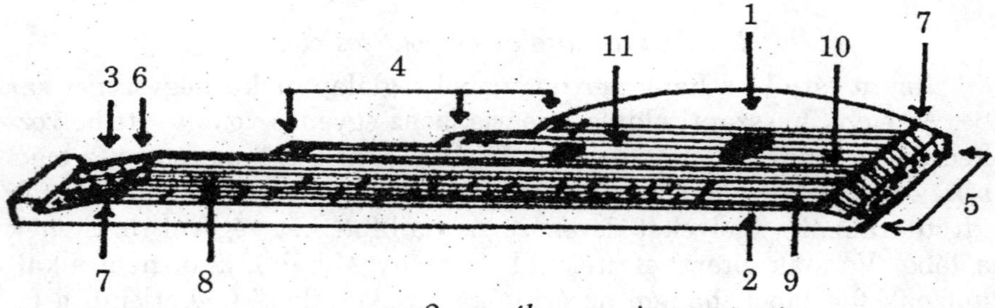

2. sz. ábra: a citera részei

1. fedőlap, 2. oldalrész, 3. citerafej, 4. kölyökfejek, 5. húrtartó szegek, 6. hangolószegek, 7. húremelő bakok, 8. fogólap az érintőkkel, 9. normál húrok, 10. basszus húrok, 11. kölyökhúrok.

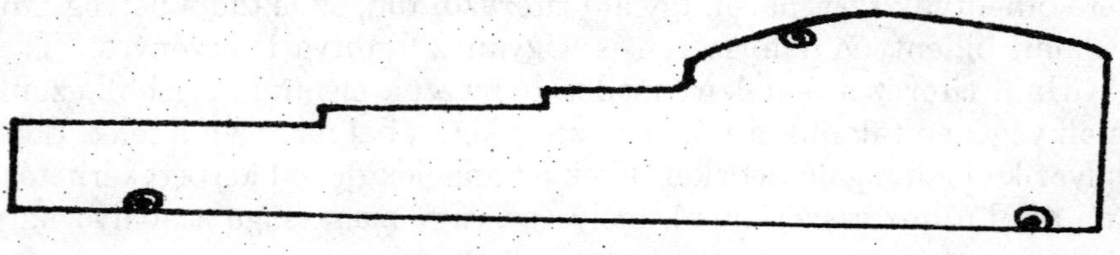

3. sz ábra: a citera lábai

2. TÉMA

Mivel pengessünk?

A citera, mint látjuk, húros hangszer. A húr dörzsöléssel (vonó, gyantás kerék a tekerőlantban), ütéssel (cimbalom, gordon, zongora) vagy pengetéssel (lant, koboz, gitár, citerafélék), szólaltatható meg. A citera pengetésére 40-50 évvel ezelőtt nálunk kizárólag tollat (liba vagy pulyka szárny- és faroktollat) használtak. Ma a plektrum (szintetikus pengetőszerszám) majdnem teljesen kiszorította.

Világviszonylatban is, hazánkban is a háromszögű, egysarkos pengető a legelterjedtebb. Hajlékonyságában, masszívságában, munkabírásában utolérhetetlen a Fender Médium márkájú pengető. Nem bizonyított az a nézet, hogy a négysarkos, különböző tompaságra leköszörült plexid pengető jó. A leghegyesebb sarka is csak derékszögű, (a többi pedig tompa és mindig tompább a köszörülés arányában), ami az anyag rugalmasságát, így a húrok kicsengését is gátolja. A finomabb árnyalatok érzékelésére elég, ha a citerás enyhén haránt fordítja az ujjai között a pengetőjét. Fordíthatja akár 90°-ig is, amikor már egészen flageolette-szerű üveghangot nyerhetünk a háromszögletű pengetővel.

Aki tollal akar pengetni, az vágja le a tetejét az üreges rész felett 5 cm-rel. Elmulasztása esetén játék közben a tollpengető surrogó hangot ad, és a nagy vitorlája akadályoz a gyors, apró pengetésben. Mint valamikor a lúdtoll íróeszközt, mindig a hasa felől a gerince irányában kell hegyezni. Így a legerősebb, s természetes hajlásánál fogva jól az ujjunk közé simul játék közben *(4. sz. ábra, 5. sz. ábra).*

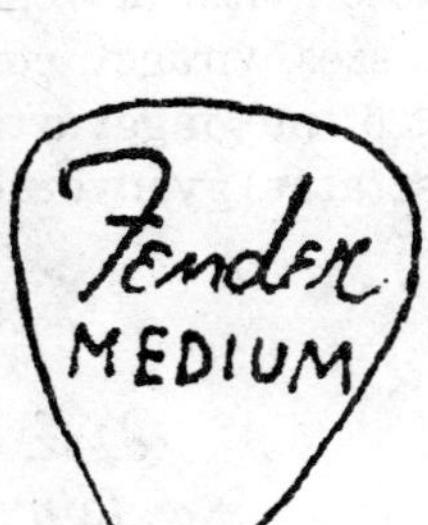

4. sz. ábra: plektrum-pengető

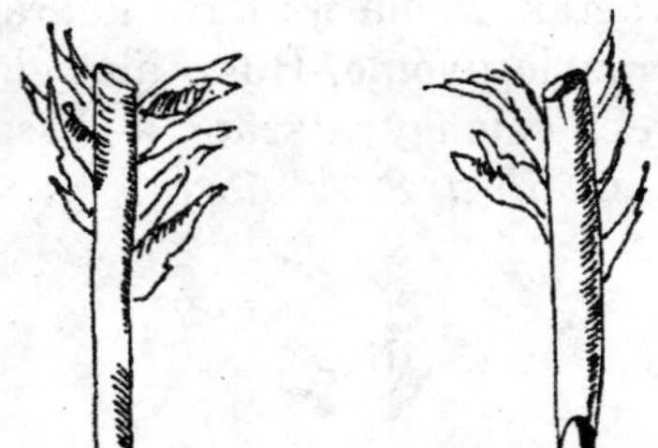

5. sz. ábra: toll-pengető

3. TÉMA

Kell-e nyomó?

A húrok magasságát két módon tudjuk emelni.

Egyik: feszítjük a húrt. Minél feszesebb, annál magasabban szól.

Ezt a módszert alkalmazzuk a hangolásnál. Ez fordítva is érvényes: minél lazább a húr, annál mélyebb a hangja.

A másik mód: rövidítjük a húrt. Ezt a célt szolgálják a fogólapon lévő érintők, kották. Ha valamelyik érintő előtt bal kezünkkel a felette futó húrokat leszorítjuk, és így pendítjük meg, ugyanaz a húr, amelyik az előbb még mélyen szólt, most magasabb hangot ad. Miért? Mert a hangszekrény bal felőli végén lévő húremelő bak szerepét átvette az érintő, amelyre a húrt rászorítottuk. Rövidebb lett *(6. sz. ábra).*

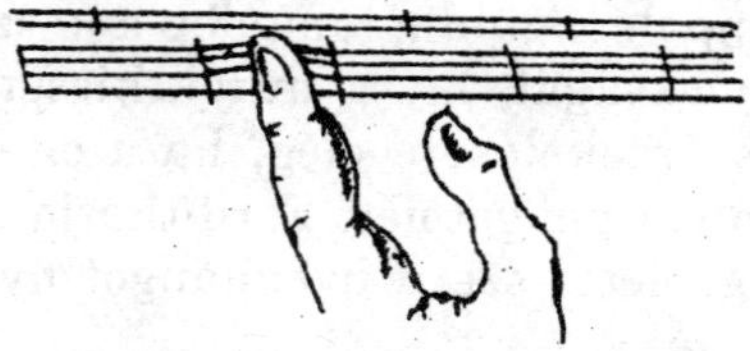

6. sz. ábra: érintőre leszorított húr

Régen a húrokat kizárólag nyomóval szorították le. Kétfélét ismertem. Az egyik: pengetésre is alkalmas toll kónuszos végét levágták, egészen addig, ahonnan az üreges rész csőszerűen folytatódik a toll vitorlája felé. A cső hosszával és átmérőjével megegyező kis farudacskát faragtak, s ezt az üregbe szorították. Így, amikor a tollat a dallamhúrokra nyomták, az nem lapult össze. A nyomótoll vitorlás végét szintén levágták. A másik: fából kifaragott, sokszor díszes, virágot, emberalakot ábrázoló nyomó. Használat előtt mind a kettőt megfaggyúzták. Könnyebb vele így játszani, a glisszandókat (csúsztatás) gyönyörűen kiadja. *(7. sz. ábra, 8. sz. ábra).*

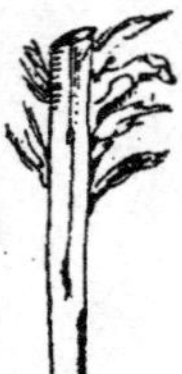

7. sz. ábra: toll nyomó

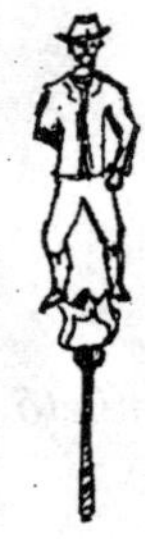

8. sz. ábra: fa nyomó (készítette Tűhegyi Mihály, Kunágota, 1972.)

Ötven évvel ezelőtt fehér holló volt az ujj-játékos citerás. Ma annál gyakoribb. Melyik a jobb? Melyik a modernebb, az eredményesebb, az ajánlatosabb? Az, amivel szebben tudunk játszani. Én fél évszázada láttam először az ujjal citerázást egy uradalomból falunkba települt béresgyerektől. Megtanultam tőle. Azóta ujjal játszom. Öttel. Mégis, csodálattal hallgatom a nyomóval játszó, híres népi citerásaink muzsikálását. A nemrég elhunyt Szaszkó József (Tura) hüvelykujjal szorította le a nyomóját. Sajti Mihály (Sarkad), Erdélyi Tibor (Budapest), Kecse Sándor (Mezőtúr) nyomóval játszanak. Zenéjük eljutott a világ különböző pontjaira *(9. sz. ábra).*

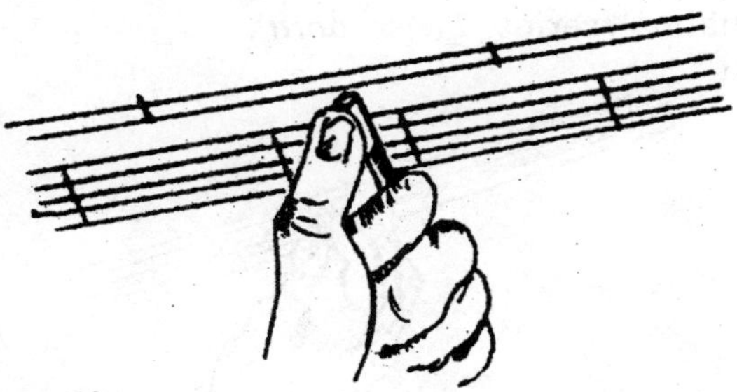

9. sz. ábra: hüvelykujjal leszorított nyomó

A nyomó előnye: a csúsztatások (glisszandók) szépek. Főleg a rövid citerán vagy a felső oktávban a dallamot tisztábban lehet nyomóval kijátszani.

Az ujj-játék előnyéről: a díszítéseket, két hangsoron felzengő gyors ritmusú dalokat, ezen belül futamokat, nagyobb ugrásokat, kettős hangzást ügyes ujj-elhelyezéssel könnyebb megoldani. Hármas hangzást csak ujjal lehet megszólaltatni. (Ezekre később visszatérünk.)

Összegezve: a nyomóval való játék nem elavult, az ujjal való játék nem modern. Nem egyebek ezek stílusjegyeknél. A citerazene szépségét nem az előadás megjelenési formája, hanem a szintje határozza meg.

4. TÉMA

A nyomó használata

Aki nyomóval való citerázás mellett dönt, az a bal hüvelykujjával és kisujjával fogja meg a nyomót, mutatóujjával szorítsa a dallamhúrokra. Gyűrűsujját támassza a citera oldalának. Így csúsztatva a kezét a nyomó vezetését szabályozni tudja. Nem csúszik be a nyomója, nem akad bele a belső hangsorérintőibe *(10. sz. ábra).*

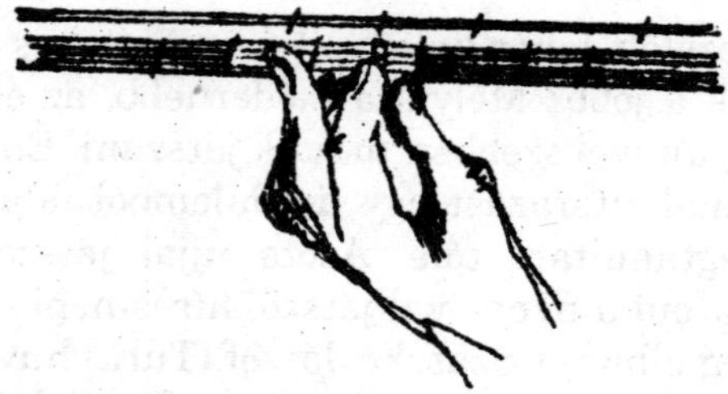

10. sz. ábra: nyomóval a törzshangon

A középső ujj maradjon szabadon. Azzal nyúljunk be a származék (belső) hangsorra (félkottára). Azzal szorítsuk a húrokat az érintőkre a dallam kívánalma szerint *(11. sz. ábra).*

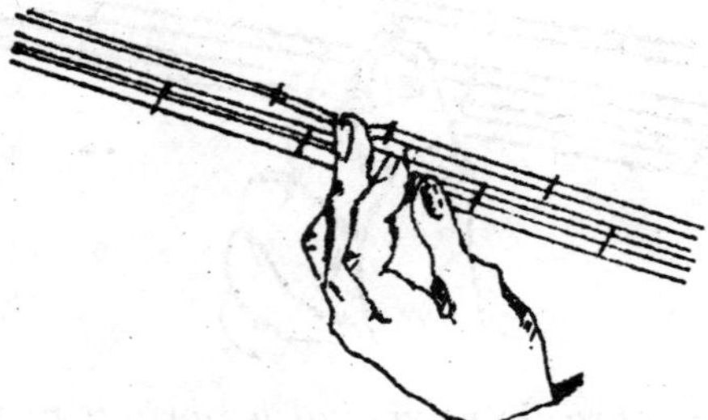

11. sz. ábra: a származékhang leszorítása nyomóval történő játéknál

Ahol egyáltalán nincs származékhang (C-dur, d-dór, e-frig, g-mixolid, c-mixolid hangsorú dallamoknál) – ez utóbbinál a B származékhang szerepel –, a középső ujjunkat nem indokolt a levegőbe meredve hagyni, helyezzük lazán – mintegy pihentetőként a nyomóra *(12. sz. ábra).*

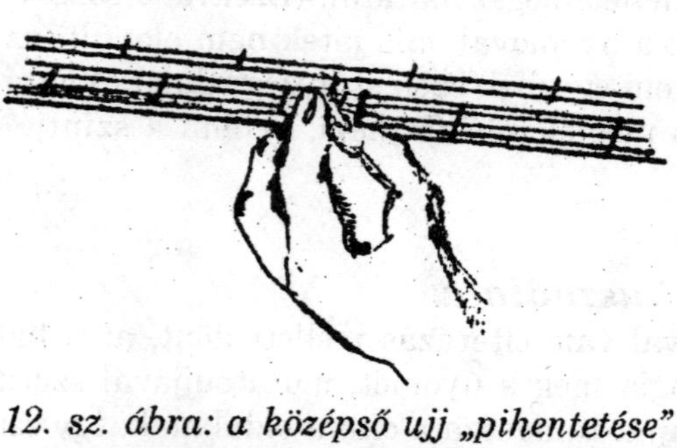

12. sz. ábra: a középső ujj „pihentetése"
a törzshangsoron való játéknál

Egyszerűbb módja a nyomóval való citerázásnak, ha hüvelykujjal nyomjuk rá a húrra. Így viszont a belső hangsort nem tudjuk használni *(9. sz. ábra).*

5. TÉMA

A citera hangolása

Az abszolút zenei hangoktól függetlenül, a citera húrjait olyan magasra kell hangolni, ahogy a legszebben szól. Ne legyen laza (ne lógjon), ne legyen túl feszes. A jól felhangolt húrok, ha a tenyerünket rátesszük, enyhén megmozdíthatók. A túlfeszített húr mozdulatlan marad a tenyerünk alatt. Ha lazák a húrok, tenyérrel rányomhatók a fedőlapra. Ha citerazene kíséri az énekest vagy népdalkört, nem szabad a hangigényünk miatt alá- vagy föléhangolni a citerát, mert zenei értékük a minimálisra csökken.

Vagy elfogadja az énekes(-ek) a megfelelően hangolt citerát, vagy ki kell a hangszert cserélni a kívánt hangmagasságot adó citerára.

A hosszabb citera mélyebb, a rövidebb citera magasabb hangon szól *(13. sz. ábra, 14. sz. ábra).*

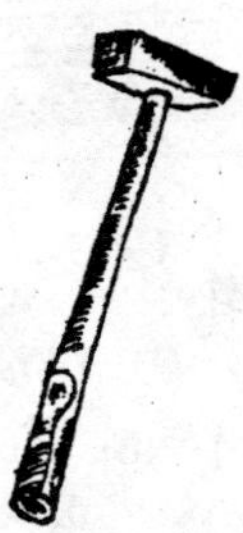

13. sz. ábra: század eleji vaskalapácsos hangolókulcs. A kilazult hangolószegek visszaverésére is használták.

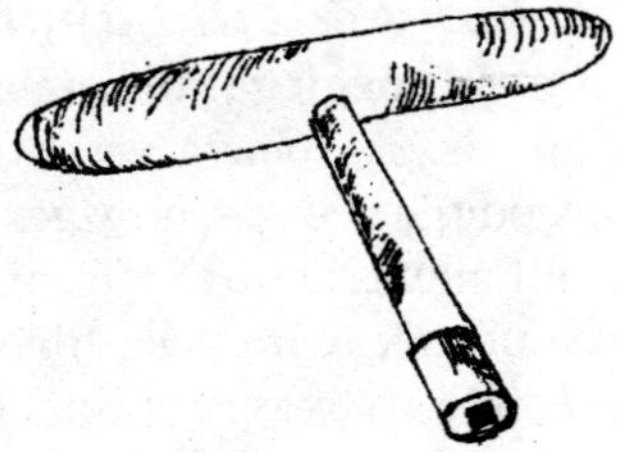

14. sz. ábra: gyári hangolókulcs, hasáb alakú hangolószegekhez

A fejre csatlakozó normál húrok szóljanak egyformán. Az első basszus húr legyen egy oktávval mélyebb, mint a fogólapon található első (bal felőli) kishangköznél lenyomott dallamhúr (c-írás) hangja. A második basszus húr az üresen zengő húrokhoz viszonyítva szóljon egy oktávval mélyebben. Ha van harmadik is, azt az első basszus húrtól kell egy oktávval mélyebbre hangolni (zene-írással: c, G, C).

A kölyökfejek hangolása. A leghosszabb (nevezzük az elsőnek) kölyökhúr hangja bal felől az első kishangköz hangjával azonos. A következőt a második kishangköz előtti hang magasságára hangoljuk. (Egy félhanggal mélyebbre is szokták hangolni, így moll tercet ad az első és második kölyökhúr). A harmadik kölyökhúr a második kishangköz utáni hanggal egyezzék meg. A negyedik kölyökhúrt a harmadik kishangköz magasságára hangoljuk. (zene-írással: c' é' /vagy esz'/ g' c", Rajza a *15. sz. ábrán.)*

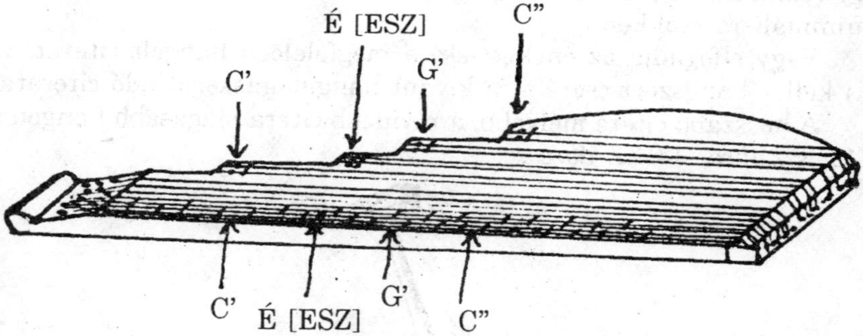

15. sz. ábra: kölyökhúrok hangolása

Ha csak három kölyökfej van a citerán, a második hangolás maradjon ki, ha csak kettő, akkor a második és negyedik a nélkülözhetőbb.

6. TÉMA

A citera helye a hangok világában

Ide kívánkozik a címben megfogalmazott gondolatsor is, noha a későbbi tanulmányok után visszalapozva érthetőbbnek fog tűnni.

Ha a citerahúrt megpendítjük, rezgés, a rezgés által zenei hang keletkezik, amit a levegő továbbít a fülünkbe. Ez azt is jelenti, hogy egy olyan szobában, ahol nincs levegő, a húrok némák maradnak, hiába pendítenénk meg azokat.

A húrok másodpercenkénti rezgésszáma határozza meg a magasságukat. (Ezt idegen szóval frekvenciának nevezik.) Zenei használatban lévő hangok a 32–4100-ig terjedő rezgések. Ezt az intervallumot a zenetudomány hét részre osztotta. Ha a rezgésszám duplázódik, új szakasz (oktáv) kezdődik. Ezek a következők:

1. KONTRA C^1 oktáv	= 32 rezgéstől	(nagybőgő)
2. NAGY C oktáv	= 64 rezgéstől	(gordonka, mélyebb férfihang)
3. c oktáv	= 128 rezgéstől	(hegedű, mélyhegedű, férfi-női hangok, basszus citera)
4. c_1 oktáv	= 256 rezgéstől	(hegedű, mélyhegedű, férfi-női hangok, normál /tenor/ citera)
5. c_2 oktáv	= 512 rezgéstől	(női hangok, normál citera felső hangjai, prím citera)
6. c_3 oktáv	= 1024 rezgéstől	(magas szopránok)
7. c_4 oktáv	= 2048 rezgéstől	
8. c_5 oktáv	= 4096 rezgéstől/másodperc	(a gyakorlati zenén kívül eső hangmagasság)

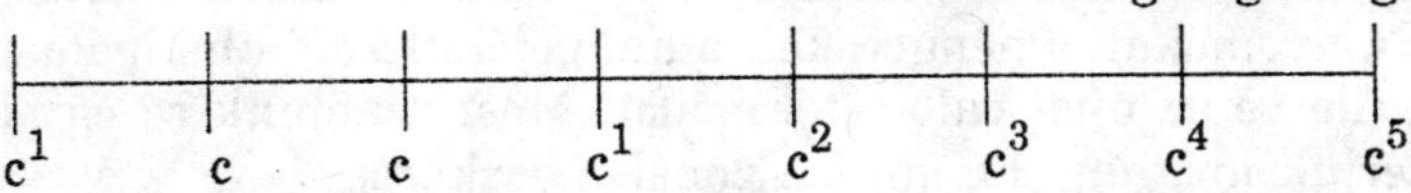

16. sz. ábra: oktávsor a rezgések duplázódás szerint

A normál citera (68 cm a húrtartó bakok távolsága), ha 7-es vagy 9-es húrt teszünk rá és jól hangoljuk be, üresen megpendítve 218 rezgésszámot ad, ami a 16. sz. ábra harmadik oktávja á hangjának felel meg. Így a normál á hangot (435 rezgés/másodperc) egy oktávval feljebb találjuk, a c1 oktávban *(17. sz. ábra).*

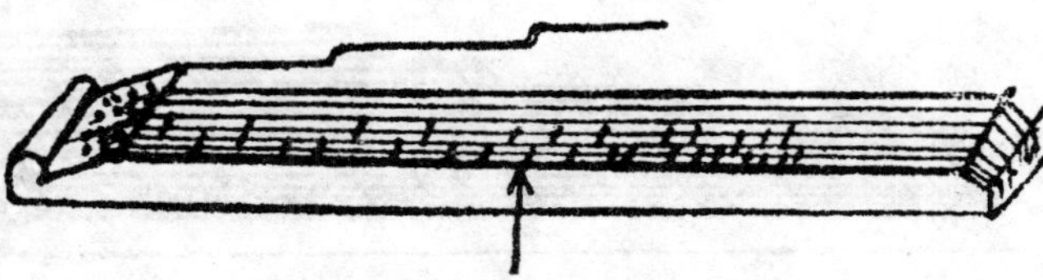

Normál A hangzás (g írás)

17. sz. ábra: a normál á hang helye a tenor citerán

A citerások nyelvén így mondjuk: c_1-írás, d_1 hangzás, g_1-írás, $á_1$ hangzás, (később erre még visszatérünk).

Mi a normál á hang? Jelző bója. Iránytű a nyílt tengeren haladó hajósoknak. Fix pont, ami az egész zenei világ előtt ismert és elfogadott. Egy hang, ami 435-öt rezdül másodpercenként. Ezt 1858-ban a Párizsban megtartott Zenei Világkonferencián határozták el a zenészek.

Az 1885. évi Bécsi Zenei Világkonferencia ezt a határozatot megerősítette. Azóta fárosza, világítólámpája a zene művelőinek. Ehhez igazodnak, ennek a viszonylatában dolgoznak, alkotják műveiket a zeneszerzők. A zenekarok ehhez hangolnak. Amint látjuk a *16. sz. ábrán,* a negyedik felosztás a leghasználatosabb. Egyformán megfelel a hegedűnek, mélyhegedűnek, női-férfi hangnak, a tenor citerának. Ugyanígy megfelel a prím citera, ha egy oktávval mélyebben, vagy a basszus citera, ha egy oktávval magasabban kísérjük énekünkkel. Tehát, ha a tenor citeránkat a normál á hanghoz akarjuk hangolni, a második kishangköz utáni hangot (a harmadik kölyökhúrt is ide hangoljuk) igazítsuk az á hangvillához. Így az első kishangközről kezdve (vagy ott végezve a dallamot) d_1-hangzásban fogunk muzsikálni.

7. TÉMA

A citera, mint a zenélés eszköze

Megismerkedtünk a hangszerrel vizuálisan. Sorra vettük minden részét: a nyomókat, a pengetőket, a hangolókulcsot, a hangolást, a nyomóval, illetve az ujjal való játékmódot. Most szánjunk rá egy kis időt, és ismerjük meg úgy is, mint a zenélés eszközét.

A magyar citera zömében mixolid hangsorú. Ha üresen megpendítjük a húrokat, majd sorban lépegetünk előre a fogólap rovátkáin, megkapjuk a mixolid skáladallam hét hangját. Van más hangsorú citeránk is. A 18. sz. ábrán látható hangszer lidhangsorú. Kunágotán készítette Kotroczó Károly a XX. század elején *(18. sz. ábra).*

18. sz. ábra: lidhangsorú citera

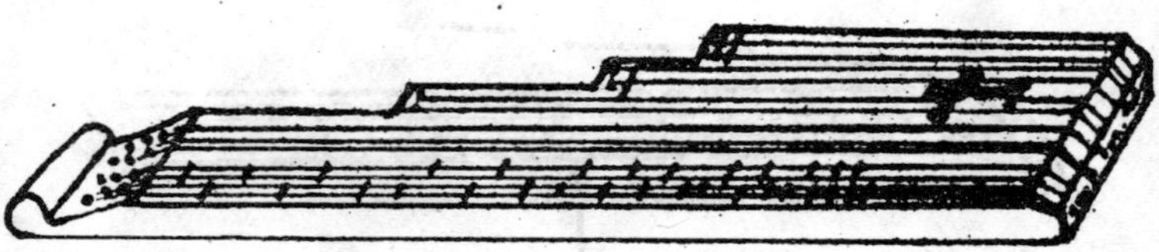

A citera kvintelő hangszer. Tudjuk, hogy a duda vagy a tekerőlant úgy működik, hogy van egy bordűrhang (állandóan szóló szegélyhang), s ennek a kvintjén szólal meg vagy fejeződik be a dallam. A citera is ezen az elven működik. Ha a dalt bal felől az első kishangköznél kezdjük, lefelé számolva kvartot, felfelé számolva tiszta kvintet kapunk az üres húrok zengése által, ami gazdagítja, díszíti a muzsikánkat. Ez a jelenség egyben arra is kötelez bennünket, hogy minden nem megfelelő fekvésben írt dallamot, ha citerán akarjuk játszani, transzportálni kell annak a nyelvére. Tehát a zeneszerszámunk transzportáló hangszer. Á-mollban nem szabad játszani rajta, mert a kísérő húrok disszonánsan csengenek. Transzportálás nélkül harmonikus rajta a C-dur, a d-dór, az e-frig, a g-mixolid hangsorú dallam. A zeneileg képzettek (pár hét múlva a kezdők is) bármelyik dalt lepengethetik a dallamhúrokon az eredeti írásban, de ha a fülünkben van már a dallam, át kell „tenni" citerára, mielőtt a kísérő húrokat megszólaltatnánk.

A zene írás-olvasást nem ismerő olvasóimtól elnézést kérek az elkerülhetetlen zeneelméleti kitérőért.

E könyv segítségével Önök is fognak zenéül írni-olvasni rövidesen, s akkor majd szívesen visszalapoznak erre a fejezetre *(19. sz. ábra)*.

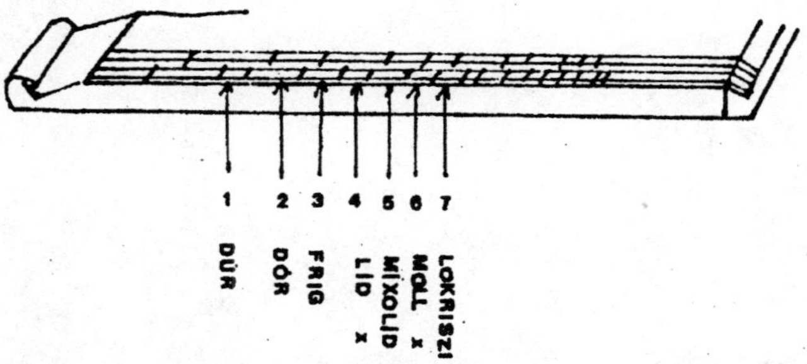

19. sz. ábra: előjegyzés nélküli skála-dallamok kezdőhangjai (tonikái) a citerán. Az x-szel jelölt hangsort transzportálni kell.

...És most citerázzunk! Keressünk egy megfelelő magasságú asztalt. A normál méretű étkezőasztal a legjobb. Álljunk az asztal mellé. Helyezzük magunk elé a hangszert. Hátulnézetből a citera jobb kezünk felőli végét a testünk majdnem eltakarja. Az asztal szélétől ez a vége 6 cm-rel, a bal felőli vége egy fél citerahosszal legyen beljebb. Az így, haránt elhelyezett hangszer egy kis testhajlással könnyen kezelhető. A bal kéz mozdulatait nem kell utána-lépéssel segíteni.

Jobb kezünkbe fogjuk a pengetőt három ujjal (hüvelyk-, mutató-, középső ujj). Keresztirányba való mozdulattal átemeljük a kezünket a húrokon, majd magunk felé húzva, a pengetővel megzendítjük azokat. Bal kezünkkel a dallamhúrokat az érintők valamelyikére szorítjuk. *(20. sz. ábra.)*

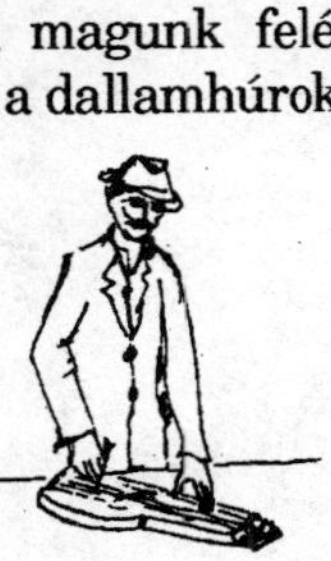

20. sz. ábra: álló citerázás

MÁSODIK RÉSZ

GYAKORLATOK

Bevezető

Hét témába tömörítem a citerával kapcsolatos ismereteket. A gondos áttanulmányozás után talán könnyebb lesz most citerázni tanulni. Egy pár mondatot fűznék a második részhez.

A könyv hét gyakorlatot tartalmaz. Minden gyakorlat A, B és C részre tagolódik. Az A rész kötelező tananyag. Ez maga a citerázás. Itt minden leírt mozdulatnak szerepe, törvénye van. Gondos elsajátítás nélkül soha nem lehetünk jó citerások.

A B rész nem kötelező, de javallt tananyag. Nélküle ugyanolyan jó citerások lehetünk, mint vele. Akit viszont érdekel, hogy mi a zene, mi a népzene, mi az, amit vállal, aminek az ügyét szolgálni szegődött, annak szíves figyelmébe ajánlom a C részt. Ez végigkíséri a magyar zene 1000 éves útját, felvillantva belőle odafigyelésre méltó mozzanatokat, eseményeket.

I. GYAKORLAT

I/A. Bezendítés

A citera háromféleképpen szólaltatható meg. A három változat együttes alkalmazása, illetve az esetenként megkívánt játékmód előtérbe helyezése biztosítja a szép citeramuzsikát, különös tekintettel a szöveges zene ritmusvilágára, a parlando-dallamok koronás hangjaira.

Ezek közül az egyik a befelé ütés. Hogyan történik? Kezünket a húrok felett átemeljük a basszus húrokig, majd magunk felé húzva pendítjük meg a hangszert. Először ezzel a pengetési móddal foglalkozunk. Adjunk neki nevet. Kívülről befelé, magunk felé pendítésről van szó, legyen a név első tagja „be". A pendítés által a citera felzeng, legyen a szó második fele „zendít". Együtt: bezendítés. Két szótagban: be-zeng.

Rövidítve: „BZ".

Ma a BZ-t gyakoroljuk. A jobb kezünk ellipszis alakban mozogjon a citera felett:

1. A kezünket kifelé emeljük az első kölyökhúrig.
2. Pengetőnket a húrra eresztjük.
3. Magunk felé végigzendítünk a húrokon *(21. sz. ábra).*

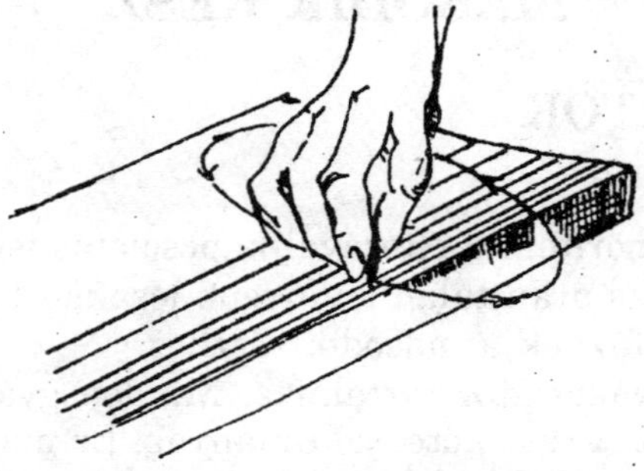

21. sz. ábra: a jobb kéz ellipszis mozgása a BZ gyakorlatnál (a rajz a citerát a jobb vége felőli nézetből mutatja)

A BZ olyan, mint a kaszálás: befelé vágunk, kifelé üresen lendítjük a kaszát. Ritmuskép: 1-0, 1-0, 1-0 ...

Szükséges, hogy a pengető a dallamhúrt (a lenyomott dallamhúrt) legerősebben érje. A dallamhúr a muzsika, a melódia, a többi alárendelt: színez, gazdagít. Háttér jellegével mintegy megtámasztja a dalt. A kölyökhúrokat nem kell megzendítenünk. Mivel a zendítésnél a dallamhúr a középpont, kezünk a 21. sz. ábrán jól látható módon ugyanannyit lendüljön a hangszeren túl a testünk irányába is, mint amilyen szélességben megpendítette a húrokat. Kezünk olyan mozdulatot tegyen, mint az óra sétálója. Az óra-sétáló álló helyzetének a függéspontjára essen a megszólaló dallamhúr. Sok citerás ezt nem tartja be. Zendítése csak periférikusan érinti a dallamhúrokat. Eredmény: a bordűr- és basszushúr zengedelemben elveszik a dallam. Az ilyen citerás zenéjének az élvezhetősége a minimálisra csökken.

Ha egyenként már megy a BZ, csináljuk folyamatosan ötször, tízszer, húszszor. Gondoljunk arra, hogy ennek a technikának az elsajátítása alapja a citerázásnak. Egyenletes energialeadáshoz szoktassuk a kezünket, akkor szép lesz a BZ-nk.

Ha a jobb kezünk kezdi megszokni a feladatkörét, szemvillanásnyi időre magára hagyhatjuk munkája közben. Foglalkozzunk a bal kézzel is. Valamelyik ujjunkat (vagy a nyomót) helyezzük bal felől az első kishangközre és zendítéseknént egyet-egyet lépegetve haladjunk felfelé az utolsó érintőig, majd ugyanúgy onnan vissza a kiindulás helyére. Később variálhatunk: egy hangközt kihagyunk, egyet lenyomunk. Másik: minden harmadik hangot nyomjunk le, vagy hagyjuk ki. Vagy: cserélgessük az ujjainkat! Próbáljuk lenyomni a húrt egyenként váltogatva mind az öt ujjunkat. Az ujjaink ne feküdjenek vízszintesen a húrokra.

Majdnem függőleges helyzetből, ujjbeggyel nyomjuk le azokat *(22. sz. ábra).*

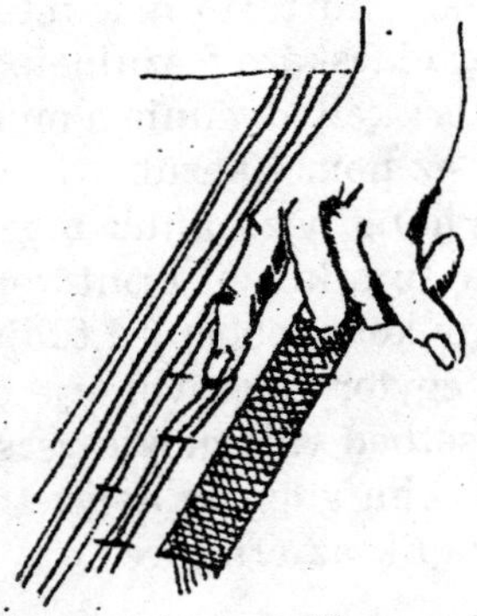

22. sz. ábra: a helyes kéztartás az ujjbeggyel történő húrlefogáshoz

Ha nem vagyunk megelégedve a kapott hang minőségével, vizsgáljuk meg mind a két kezünk munkáját.

Jobb kéz: a húr akkor szól a legszebben, ha a hosszát alapul véve a felező és a háromnegyed hossz között pendítjük meg. Miért? Mert a húr zengésének a színét, gazdagságát, teltségét a felhangok jelenléte, azok milyensége határozza meg. Ha egy húrt megpendítünk, hatására, vele egy időben több más húr is megszólal, persze halkabban. Ezt a jelenséget zongorán tudjuk a legpontosabban megfigyelni. A kísérletet bármelyik művelődési intézmény zongoráján is elvégezhetjük.

Nyissuk fel a zongora fedelét. Helyezzünk háztető alakban kettéhajtott cigarettapapírt vagy hasonlóan vékony papírdarabkákat a húrokra. Üssünk le egy billentyűt. A megütött húron táncolni fog a papírdarabka, de felfelé haladva a hangsoron több más húron is rezegni kezdenek, jelezve a húrok halk zengését. Ezt a jelenséget nevezi a zenetudomány felhangoknak.

Visszatérve a citerához: ha a húrt a felezőnél pendítjük meg, a közeli felhangok erősebbek, zenénk lágyabb, teltebb, dúsabb lesz. Ha a húremelő bak mellett pendítjük meg a húrt, a távoli (a messzebb lévő) felhangok uralkodnak, ami által kemény, éles, fémes zenét kapunk. Próbáljuk ki! Kezdjük a pengetést közvetlenül a húremelő baknál és fokozatosan haladjunk a húrközépig. Tapasztalni fogjuk a húrok zengésének a gazdagodását. A zongorakalapács mindig ugyanazon a helyen üti meg a húrt. A cimbalmos a húrhossz közepére igyekszik ütni mindig. A jó citerás játék közben a húrhossz irányában is mozgatja a jobb kezét, és a felhangok különbözősége adta lehetőségeket felhasználja a zenéje díszítésére.

Bal kéz: a húrok a két húrtartó bak tetején egy-egy három-négy milliméter átmérőjű fémrudacskára feszülnek. Így könnyű azoknak szépen szólni. Ezt a szerepkört kell átvennie a mi ujjbegyünknek. Az elején biztosan előfordul, hogy ez nem sikerül.

Ha nem jön ki szép hang, vizsgáljuk meg annak az okát. Fontos, hogy az ujjunk sohase érjen a kívánt érintőre: mindig előtte (pár mmrel) nyomjuk le a húrt, így könnyebben rá tudjuk szorítani. Ujjbegyünk vagy a nyomónk mindig egyforma erővel érje mind a három vagy négy dallamhúrt. Ellenkező esetben valamelyik recsegni, zörögni fog. A szabályosan lenyomott húr – ha guggoló helyzetből síkban megfigyeljük, látható – valósággal ráhajlik az érintőre.

I/B A zeneírásról (Javallt tananyag)

A titkos ajtó

Ha valaki a gyakorlatok B részével nem akar foglalkozni, ne tegye. Az A anyag alapján ugyanolyan jó citerás lehet, mint aki a B anyagot is megtanulja, de...

A legszélesebb dalismeretekkel rendelkező nótafa is jó, ha ezer dalt tud. A Magyar Tudományos Akadémia lejegyzésében százezer népdal szerepel. Tehát százszor annyi. Ez a százszoros (vagy többszázszoros) kincset rejtő titokajtó pattanhat fel a B tananyag alapján, s beléphetünk az írott zene letűnt századok szépségét őrző birodalmába. Akinek kedve van, tartson velem!

A táncok világában a gyakorlatot, a próbát mindig tornával kezdik. Javaslom, tartsunk mi is egy kis nyelvtornát bevezetőként. Tanuljunk meg egy hét szótagú idegen szót elölről és visszafelé is kimondani. Ezt gondoltam:

u-ti-li-ta-risz-ti-kus
kus-ti-risz-ta-li-ti-u.

Hangsúlyozni szeretném, hogy a fenti szónak csak nyelvgyakorlat jellege ven. Pontosan a kiejtés nehézsége miatt választottam. Ha megtanuljuk szabályosan kiejteni, a további munkánkban nagy segítségünkre lesz.

I/C A zenetörténetből (nem kötelező olvasmány)

A zene és az ember

A musica mundana, a mindenség zenéje egyidős az emberi kultúrával. Jelen van az élet minden területén. Kifejezünk vele örömet, gyászt, születést, sírást, félelmet, áhítatot, fájdalmat, elmúlást, ünnepet.

Kezdetben egy hangon énekeltek az emberek. A zenetudomány ezeket a dallamokat tengelydaloknak nevezi.

A gyermekek ajkán máig megmaradtak, vagy újra születtek.

Például: „Egyedem, begyedem, tenger tánc...". Már fejlettebb volt a kéthangú dal, a bikord. Pl.: „Hinta, palinta, Karácsonyi Katica...". Ezt a háromhangú ének, a trikord követte. Pl.: „Csiga-biga, gyere ki...".

Amikor az ember ezt is kinőtte, összevonta, egymás tetejébe rakta a bikordot és a trikordot, s lett belőle öthangú ének. Idegen szóval: pentaton dallam. Az ötfokú dallam világa Eurázsiában kisebb-nagyobb megszakításokkal a Sárga-tengertől a pannon dombokig terjed. Az ősi magyar zenekultúra is öt hangra építette dallamait. Ezt a sajátosságát máig megőrizte.

II. GYAKORLAT

II/A Kizendítés

A szót előre megalkotottam. Annyit jelent, hogy a dallamhúrokat belülről kifelé (testünktől elfelé) zendítjük meg. Két szótagban legyen: „kizeng". Rövidítve: KZ.

A KZ-t nem ellipszis alakú kézmozdulattal képezzük, mint a BZ-t, hanem kör alakúval, és ellenkező irányban. Most kifelé zendítünk és csak a dallamhúrokat, ezért kör alakú a kézmozdulat, utána felemeljük a kezünket, s a húrok felett visszahozzuk az eredeti helyzetébe. *(23. sz. ábra).* A kizendítéssel kapcsolatban egy lényeges mozzanatra figyeljünk. A hegedűs nemcsak lefelé, de felfelé is mindig húzza, és sohasem tolja a vonóját. Ezt a csukló ügyes elhajlításával oldja meg. Ha tolná a vonót, a finom egyenletes hang helyett egyenetlen, darabos, akadozó lenne a zenéje. A KZ is így oldható meg legszebben, ha nem toljuk, hanem mindig ráhúzzuk a kezünket a húrokra. Ez, mint a hegedűsnél, nálunk is helyes csuklómozdítással, tartással érhető el. Ha erre most itt nem fordítunk kellő gondot, a későbbiek folyamán az alkalmazkodó ritmusok kijátszásánál nagy kárát látjuk *(23. sz. ábra).*

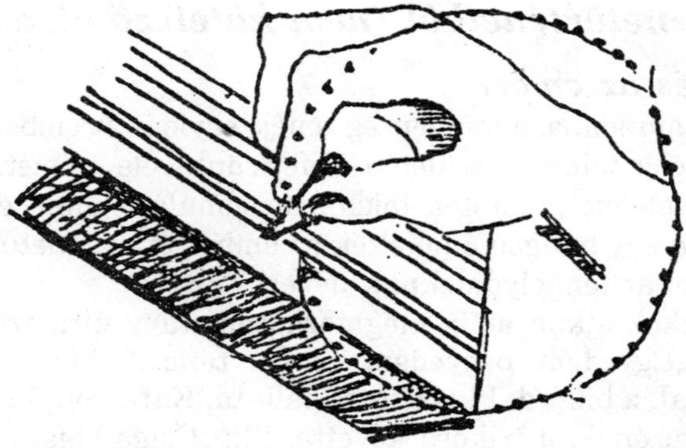

23. sz. ábra: kifelé zendítünk (a nyíl irányában), utána felemeljük a kezünket, s a húrok felett visszahozzuk az eredeti helyzetébe.

Gyakorlása, mint a BZ-nél, előbb egyenként, majd folyamatosan. A bal kezünk feladata a BZ tanulásánál (I/A feladat) leírtak szerint. E műhelymunkánk teremti meg a fundamentumát a muzsikálásunknak. A gondos és pontos gyakorlatoknak egy életen át hasznát fogjuk venni.

A két kezünk együttes munkájával törekedjünk a tiszta, csengő hangzásra,

A KZ gyakorlási ideje 2 óra
A BZ gyakorlási ideje 1/2 óra

II/B A zeneírásról (Javallt tananyag)

Nyolctagú „szavak"

Ma két nyolctagú szógiganttal foglalkozunk elölről és hátulról.

Az egyik betűszó: cé-dé-é-ef-gé-á-há-cé
Fordítva: cé-há-á-gé-ef-é-dé-cé
A másik (szolfézs) szó: do-ré-mi-fá-szó-lá-ti-dó
Fordítva: do-ti-lá-szó-fá-mi-ré-do

Az I/B-ben tanult „szómonstrumot" el szabad felejteni, de ezt a kettőt soha. Álmunkból felriadva is „fújnunk kell" elölről is, visszafelé is.

Tekintsük úgy a két szót, mint egy nyolc alkotóelemből álló házat: ha bármelyik része elvész emlékezetünk tárában, az összerakandó házikónk nemcsak csámpás lesz, de össze is omlik. Alapkövek ezek a gyönge kis szótagocskák, amelyek az írott világzene épületkolosszusát tartják a vállukon. Ha már miénk a két „szó" elölről is és visszafelé is, variálhatjuk a végtelenségig. Pl.: kezdjük a közepénél, a negyedénél, a háromnegyedénél előre és vissza, előre és vissza. Zsonglőrként játsszunk a szótagokkal, egészen addig, amíg hunyott szemmel meg nem tudjuk mondani külön-külön bármelyik szótagról, hogy hányadik helyen áll. Ha ketten vagy csoportosan tanulnak, kérdezéssel segítsék egymást.

A kérdéseket osszák két csoportra.

Egyik: gé, vagy há stb, a ré, vagy fá hányadik helyen áll?

A másik: akár a betű-szónál, akár a szolfézs-szónál a harmadik, ötödik, hatodik stb. helyen milyen szótag áll?

Ha kapásból nem megy valamelyik kérdésre a válasz, úgy próbáljuk megoldani, hogy a szómonstrum elejétől „számoljuk" ki.

Jó tanulást!

II/C A zene történetéből... (Ajánlott olvasmány)

Az ókor zenéje

A fennmaradt képzőművészeti alkotások, hangszer-maradványok ötezer éves zenekultúrát látszanak igazolni. Az antik zenekultúra központjai: Kína, Mezopotámia, Egyiptom, Kréta, India. A kereskedelem (a levantei kereskedelem, a „selyemutak"), a hajózás révén e kultúrák egy része eljutott a közép-tenger vidékére. Itt élt tovább. Ezekből merítettek a születendő vallások, a görög zenekultúra. Megszületik a hétfokú dallam, a diatónia. A keresztény énekek magja zsidó és görög zene. Az első egyházi énekekről (XV–1786 sz. p.o. III. sz. végéről) „nem lehet tudni, pogány zene volt-e keresztény szöveggel..." (Hegyi L.: Az egyházi énekek kezdetei 1979.) Gordiánus, Róma gazdag polgármestere, amikor a VI. sz. végén pápa lesz I. Gergely néven, az összegyűjtött régi dallamokat latin szöveggel látja el, s beilleszti azokat a keresztény liturgiába. Ezek a gregorián énekek. Nagy hatással vannak a magyar népzenére. Ez több dallamunkban kimutatható. A magyarok már vándorlásaik során is találkozhattak a gregorián zenével, hiszen a bizánci érdekszféra északi peremén vonultak a Kárpátok felé.

III. GYAKORLAT

III/A A pergetés

Tudom, hogy a tisztelt érdeklődők már alig várják, hogy dalt játsszanak a hangszerükön. Nos, a következő gyakorlatra megígérhetem, de ma még van előtte egy kis dolgunk.

Foglalkoznunk kell a citera megszólaltatásának harmadik módjával. Ez a pergetés.

A mozi élvezhetőségének az az alapja, hogy a tudatunk a látott képet bizonyos mérhető ideig megőrzi. Mire elveszítené, ott a második, harmadik stb. kép, amely a tökéletes mozgás, cselekvés illúzióját kelti bennünk. Bizonyítja ezt az is, hogy ha a filmorsót szemellenesen gyorsítják, az élvezhető illúzió helyett torz, groteszk ugrabugrálást látunk. Ilyen a fülünk is. Ha egy hangot gyors egymásutánban sokszor megszólaltatunk, egybehangzó egésznek tűnik. Röviden: citerán hosszú hangott úgy képzünk, hogy gyors egyforma BZ-KZ pendítéseket végzünk addig, ameddig a melódia kívánja. Hogy miért nevezzük pengetésnek? A magyar nyelv értelmező szótára (Bp. 1966.) így ír a perget tőszóról: „gyors ide-oda mozgatással v. veréssel szapora hang adására késztet valamit". Bálint Sándor Szegedi szótára (1957) a citerán képzett hosszú hangot szintén pergetésnek nevezi.

Ez a két bizonyíték is elég lehetne igazolni a névválasztást, de még azzal is megerősíthetjük, hogy a zenei műszavak között nincs megfelelőbb.

Pl.: a tenuto jelentése: kitartott hang. Egy pendítés vagy zongorán egy kalapácsütés, azután kitartani a hangot teljes értékben. Ez nem az a hang, amit pergetve hozunk létre. A tremolo főnévi igeneve reszketni, remegni. Ez sem az.

Hogyan pergessünk? Kétféleképpen. Az egyik a bepergetés. Rövidítve: BP. BZ-vel csússzunk rá a dallamhúrokra, és csak azokat pengessük gyorsan, könnyedén. A másik a kifelé pergetés. Jel: KP. KZ-vel csússzunk rá a dallamhúrokra (ráhúzzuk a kezünket és nem rátoljuk) és úgy pergetünk. (BZ azt jelenti: befelé zendítve, a KZ: kifelé zendítve). Minél kisebb a kezünk kilengése (amplitúdó), annál sűrűbb lehet a pergetés, annál valószínűbb az „egy hosszú hang" hallása. Jobb kezünkkel olyan mozgást tegyünk, mintha kihegyezett finom radírral szeretnénk valamit gyorsan kitörölni.

Aki rosszul perget, az hónaljból rázza a kezét. Aki már jobban csinálja, az az alsó karját csóvázzza. Az igazán jó citerás csuklómozgatással képezi a hosszú hangot. Pergetés nélkül nincs ritmuskép. Pergetés nélkül monoton „kefélés" a citerázás. Zeneileg álmosító, esztétikailag langyos, üres citerázás.

A citera ellenzői nem tudják ugyan kifejezni, meghatározni, mi az, ami távol tartja őket a citeramuzsikától, mi az, ami miatt ellenszenvesnek, élvezhetetlennek találják. Mi tudjuk. Ezért. Tanuljuk meg: a szép, gyönyörködtető citeramuzsika alapja a „kefélés" kiiktatása, a hosszú hangok pergetéssel, alkalmasint kitartott zendítéssel való képzése.

Meg kell tanulni gondosan külön a BP-t, külön a KP-t. Nagyon lényeges a kettő szétválasztása. A további gyakorlatainknál tapasztalni fogjuk.

Mint harmadik módot, azért tanuljuk egy feladatként a BP-t és a KP-t, mert az indító első hang, akár BZ-vel, akár KZ-vel kezdődik, csak egy villanásnyi mozdulat ahhoz az időhöz képest, amíg a tartott hangot képezzük. A harmadik módban az új, a domináló a pergetés. Ezt kell megtanulni. A bal kéz munkája az I/A gyakorlatban leírtak szerint.

Gyakorlási idő: BZ=10 perc, KZ=10 perc
BP=2 óra, KP=2 óra.

III/B A zeneírásról... (Javallt tananyag)

Az olvasható zene jelrendszere

Ahogy a zenei hangtartományt hét oktávra osztottuk a „Citera helye a hangok világában" alcím alatt, a zenetudomány egy oktávot is hét részre osztott fel. Ezeknek kétféle nevük van. Az egyik a szolfézs név: do, ré, mi, fá, szo, lá, ti, do. Az előző leckében tanultuk meg a szómonstrumot elöről és visszafelé is. Arezzói Guido alkalmazta elsőként. (Élt 1000–1050-ig). Egy latin hymnus hat sorának a kezdő szótagjai ezek. Az ő gyakorlatában csak az első hat hang szerepelt: ut, re, mi, fa, szo, la. Az idők folyamán az első szótag neve megváltozott, ut helyett do lett, és egy hanggal pedig bővült a hangsor, a ti-vel. E hymnust a hat hangköz gyakorlására használták. Minden sora egy hanggal magasabban kezdődött. Ma a hét törzshang egymás közötti távolságát jelzik vele. Az énekeseknek nélkülözhetetlen, ha a dalt nem az írott magasságban éneklik a hangköz-viszony megtartására. (Relatív szolmizáció).

Nekünk, akik pontosított, bemért fogólapú hangszeren játszunk, nem sok dolgunk akad vele, annál több a másikkal.

A másik az ábécés név. Szómonstrumként szintén tanultuk. Hangkiejtő magánhangzó nélkül így írjuk:

C, D, É, F, G, Á, H, C.

(A nyolcadik hang már a következő oktáv első hangja).

A kezdő C-hang citerán bal felől az első kishangközön van. Innen a felfelé sorban a többi. A hang magasságát mindig a jobb felőli rovátka adja, a húrt – mint ahogy tanultuk – előtte kell lenyomni. Ha a törzshangokat a C-nél kezdjük lenyomni, dur hangsort kapunk *(24. sz. ábra).*

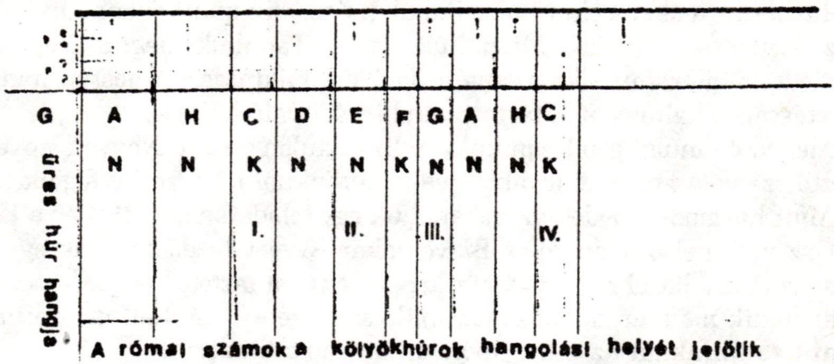

24. sz. ábra: a törzshangok helye a fogólapon és azok ábécés neve

A dur skála dallamjellege: két nagy, egy kis, három nagy, egy kis hangköz. Így is mondhatjuk: kettő egész hang, egy fél hang, három egész hang, egy fél hang *(24. sz. ábra).*

Ha a törzshangokat Á-nál kezdjük, moll hangsort kapunk. Amint látjuk, a moll hangsor is (és a többi is) ugyanabból a hét törzshangból épül fel. A hangsorok közötti különbség abból adódik, hogy a fél hangok (a kis hangközök) a hét törzshangon belül változtatják a helyüket. Hasonlítsuk össze a két hangsort és ellenőrizzük a hangtávolságokat a citeránkon *(25. sz. ábra).*

N N K N N N K
dur=C – – D – – E – F – – G – – A – – H – C

N K N N K N N
moll=A – – H – C – – D – – E – F – – G – – A

25. sz. ábra: dur és moll hangsorok hangközei (az N nagy, a K kis hangközt jelöl)

Nem helyes a belső kottasort a félhangok sorának, a külső kottasort az egész hangok sorának nevezni, mert amint látjuk, a külső hangsorban is van félhang. Kettő is.

Miután már jól belejöttünk a műszavak tanulásába, kettőt tanuljunk még meg, több azután már nem lesz.

Az egyik: F-A-C-É. Visszafelé: É-C-A-F.
A másik: É-G-Ha-Dé-eF. Visszafelé: eF-Dé-Ha-G-É.

E két szó megtanulása legalább olyan fontos, mint az előző kettőé, ahhoz, hogy az írott zenét citerára rá tudjuk játszani.

Feladat: a BZ, KZ, BP, KP gyakorlása közben a bal kezünkkel lenyomott hang 24. sz. ábra szerinti ábécés nevét hangosan mondjuk ki mind a két és fél oktáv szélességben, addig, amíg ábra nélkül nem megy a lenyomott hangok megnevezése.

Gyakorlási idő: 1 óra.

III/C A zene történetéből... (Ajánlott olvasmány)

Zenei örökségünk

Az emberiség zenekultúráját a visszaigazoló képzőművészeti és írott emlékek alapján 5000 évben állapítottuk meg. A hazai ásatások erre alaposan rácáfoltak. A Bükk Istállóskő barlangjában egy háromlyukú, öt hangot adó medvecsont sípot találtak, a radiokarbon vizsgálat szerint 30900 esztendős. Ez hazánk földjének legrégibb zenei emléke.

Fenékpusztán lelték a rézkor emberének csiga-kürtjét. Az időszámítás utáni századok római-pannóniai kultúráját igazolja az aquincumi orgona, zenészeket ábrázoló domborművek, csontfuvola. Avarkori üzenet a jánoshidai kettős síp.

A honfoglaló magyarok nemcsak dalt, hangszereket is – dobot, sípot, kürtöt, „citerát" hoztak magukkal.

Ne gondoljon senki a mai citerára. Az életünk sem, a ruhánk sem olyan volt ezer évvel ezelőtt, mint a mai. Miért várnánk ezt éppen a honfoglaláskori citerától?

Egy vonatkozásban viszont megegyezett a honfoglaláskori „citeránk" a maival: mindkettő húros hangszer volt. Ilyen húros hangszerről (citharédi) beszél Anonymus a Gesta Hungarorum 46. fejezetében, amikor leírja, miként mulatozott Árpád fejedelem vezéreivel. I. István Miesko lengyel fejedelemmel kötött barátsági szerződése alkalmából rendezett mulatságon húros hangszerek is (in chordis, in cytharis) szerepelnek. (Zsolnay L.: A magyar muzsika régi századaiból.)

A Közép-Ázsiában maradt rokon népek, az osztjákok, vogulok még ezer évvel később is „dalaikat citeraszerű dombrával kísérik". (Szabolcsi B.: A magyar zenetörténet kézikönyve.)

IV. GYAKORLAT

IV/A Daltanulás (a kísérő húrok zendítésének szabályozása).

A dal, amit tanulni ígértem, dur-jellegű. Szövege a következő:

Er - dő mel - lett nem jó lak - ni,
c” c” h^1 $á^1$ g^1 g^1 f^1 $é^1$
BZ BZ BZ BZ BZ BZ BZ BZ

mert sok fát kell ha - so - gat - ni.
c” c” h^1 $á^1$ g^1 g^1 f^1 $é^1$
BZ BZ BZ BZ BZ BZ BZ BZ

Ti - zen - há - rom ö - let meg egy fe - let,
g^1 f^1 $é^1$ d^1 $é^1$ $é^1$ d^1 d^1 g^1 g^1
BZ KZ BZ KZ BZ BZ BZ BZ BZ BZ

Ö - lel - jen meg en - gem a - ki sze - ret!
g^1 f^1 $é^1$ d^1 $é^1$ $é^1$ d^1 d^1 c^1 c^1
BZ KZ BZ KZ BZ BZ BZ BZ BZ BZ

Első dalról lévén szó, rajzoljuk rá a fogólapra is.

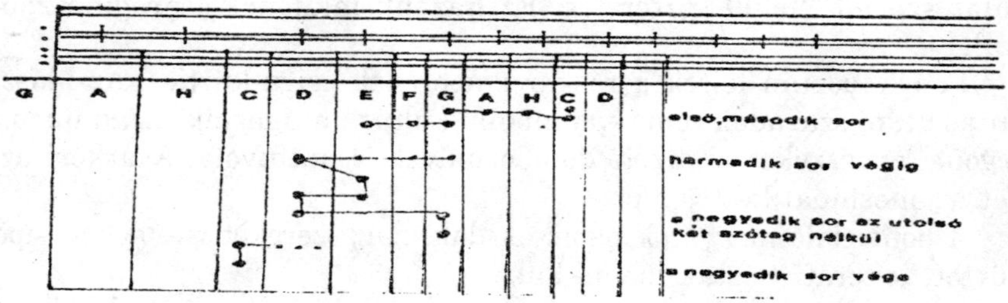

26. sz. ábra: ábécé-neves, fogólapra rajzolt dallam

Négysoros dal, de amint látjuk, lényegében csak két sort kell megtanulnunk, mert az első és a második sor dallama teljesen azonos. A harmadik és a negyedik sor dallama is egyforma, kivéve a két utolsó hangot. A negyedik sor utolsó két hangja g^1 helyett leszáll c^1-re.

Zendítés: az első és a második sor mind BZ. A harmadik és negyedik sor első négy szótagját („ti-zen-há-rom”, „ö-lel-jen meg”) viszont vegyespárossal (BZ-KZ, BZ-KZ) képezzük.

Ezeket a hangokat szemmel láthatóan kisebb pontokkal jelöltem. Miért? Mert ha lábdobogással kísérjük a dalt, észrevesszük: amíg az első két sornál egy dobbantással egy hangot képeztünk, ezeknél a szótagoknál két hang jut ugyanannyi időre. Tehát ezek fele időértékűek. Ezért szükséges a kifelé zendítés is. A jobb kezünk tempója nem változik, csak kifelé is zendítünk, a bal kezünk viszont két hangot nyom le egy lábdobbantásnyi idő alatt. Pengetőnk úgy érinti a húrokat, mint amikor Juli néni seprűjével két oldalra „lecsapja" a járdát. Ritmuskép: egy-kettő, egy-kettő, szemben a BZ-BZ-vel, amikor – mint tanultuk – a ritmuskép 1-0, 1-0 volt.

Most, hogy zenélni kezdtünk, térjünk vissza még egyszer a zendítésre. Tanultuk, hogy citerázáskor a jobb kezünk nemcsak keresztirányú mozgást végez a húrok felett, de hosszirányban is igyekszik alkalmazkodni a bal kéz helyzetéhez.

Ha azt akarjuk, hogy zenénk szép legyen, a dallam fényesen kiemelkedjen a kísérőhúrok zengedelméből, ha azt akarjuk, hogy a feszes táncdallamoknál a ritmus jobban domináljon, uralkodjék, meg kell tanulnunk a húrok zengésének szabályozását is.

Ezt a szabályozhatóságot a zongoránál vagy cimbalomnál lábbal mozgatható szerkezettel oldották meg. (A láb latinul: pes, pedis. Innen a szerkezet neve: pedál.) A citerazenélésnél ennek a feladatnak a megoldása a jobb kézre vár. Többféle mód ismeretes. Szaszkó József a KZ után fogta le a húrokat tenyértővel *(27. sz. ábra).*

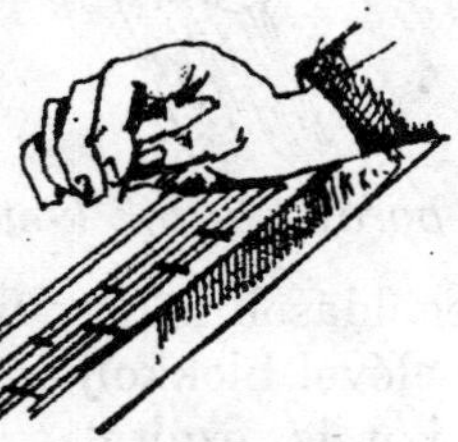

27. sz. ábra: kísérő húrok lefogása tenyértővel

Van, aki a kis- és a gyűrűsujját érinti a kísérő húrokra, és így szünteti meg a felesleges zengést *(28. sz. ábra).*

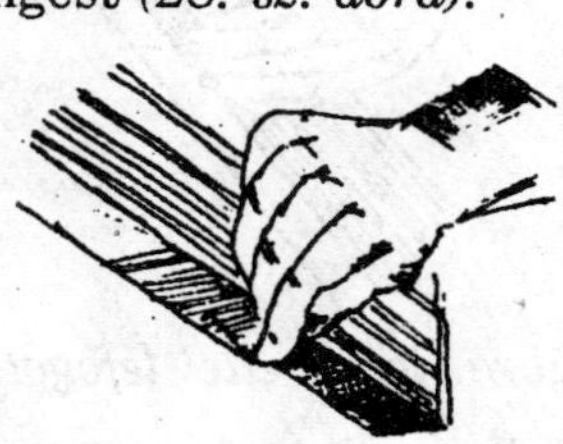

28. sz. ábra: kis- és gyűrűsujjal lefogott húrok

Hajdanvolt mesterem, Bakcsán János (Kunágota) a kézfejét fordította rá a kísérő húrokra BZ után úgy, hogy a dallamhúrok tovább zenghettek *(29. sz. ábra).*

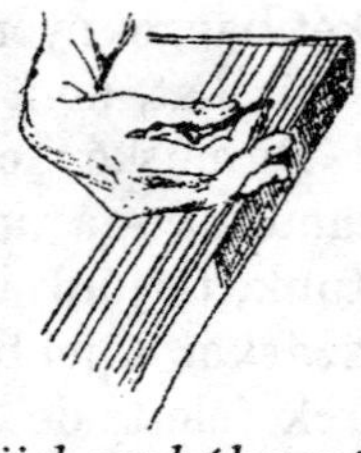

29. ábra: kézfejjel szabályozott bordűr húrok

Ugyanez az eredmény érhető el akkor is, ha jobb csuklónkon pár mm-t csavarunk magunk felé BZ közben, mert a kísérő húrok zengését a húrokra érő kisujjunk „törli", de a dallamhúrok zengését nem akadályozza. Ez a csuklómozgás kicsinyben olyan, mintha csavarhúzóval egy csavart hajtanánk befelé *(30. sz ábra).*

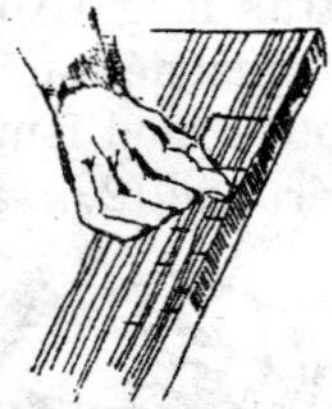

30. sz. ábra: a bordűr húrok kisujjal való „törlése"

Vannak még más megoldások is. Pl.: BZ-vel végigrántunk a húrokon, majd a jobb tenyér élével blokkoljuk a húrokat. Hátránya, hogy letakarjuk a dallamhúrokat is, ezáltal a negyedhangoknál csak egy nyolcadot hallunk, s hozzá egy nyolcad szünetet *(31. sz. ábra).*

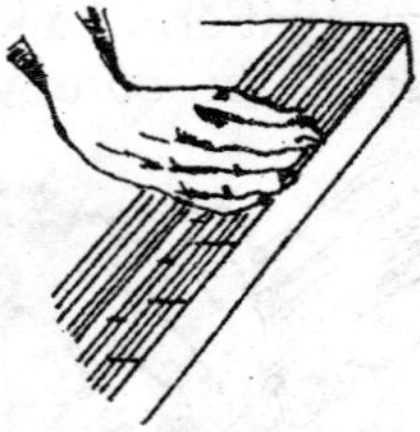

31. sz. ábra: tenyéréllel lefogott húrok

Feladat: meg kell a dalt tanulni a kottakép és a fogólaprajz alapján, annyira, hogy könyv nélkül le tudjuk játszani.

BP gyakorlása = 10 perc
KP gyakorlása = 10 perc
Húrlefogás gyakorlása = 1 óra

IV/B A zeneírásról... (Javallt tananyag)

A törzshangok helye a vonalas kottarendszerben

Ahhoz, hogy a III/B feladatban tanult „FACE" és az „ÉGHaDéeF" szóképzetek lényegét megértsük, célunk szolgálatába állíthassuk, szükséges a zeneírás történetének áttekintése.

Az ember fejlődése során előbb beszélni tanult meg, majd énekelni és zenélni. A beszéd megtanulásával jelentkezett a szó rögzítésének a vágya. A zene megjelenése szülte a zeneírás igényét. Az elmúlt évezredek kultúrájában mindenhol és mindenkor megtalálható valamilyen formában a zeneírás kísérlete, emléke. Kőbe, viaszba vésték, számokkal vagy az ábécé betűivel jelölték, ábrákat, dallamrajzokat készítettek.

Boëthius (élt 480–524 között) és Hucbald (élt 840–930 között) középkori tudósok zeneelméleti munkássága menti át az ókor elméleti zenekultúráját a középkorba. Kidolgozzák a hangmagasság pontos jelzésének a rendszerét. Megteremtik a Guido által szerkesztett vonalas kottarendszer alkalmazásának a feltételeit.

A letűnt századok folyamán hol több, hol kevesebb párhuzamosan futó vonalat alkalmaztak. Végül kialakult a mai ötvonalas kottarendszer.

Azt a magasságot, ami a citerának is megfelel, G, más néven violinkulccsal jelölik. (Lásd: „A citera helye a hangok világában" című részt.)

Rajzoljuk le az öt vonalat a G kulccsal!

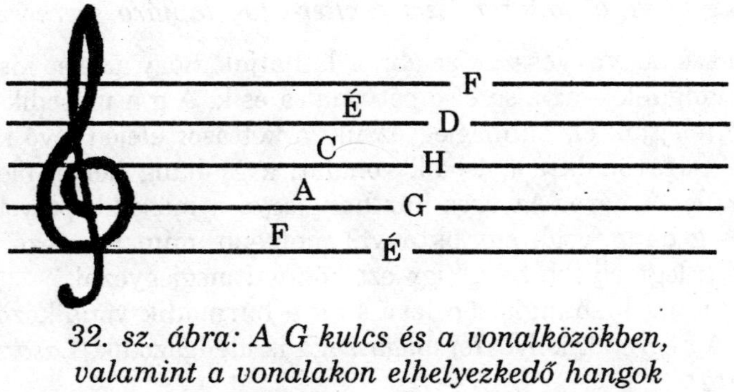

32. sz. ábra: A G kulcs és a vonalközökben, valamint a vonalakon elhelyezkedő hangok

A G kulcsot a második vonalat keresztező farokszerű végénél kezdjük. Pici köralakban vezetjük ceruzánkat jobb felé, a harmadik vonalnál felfelé irányítva kezünket kilépünk rajzunkkal az ötödik vonal tetején, ott csinálunk egy hurkot, s függőlegesen áthúzzuk az egész rajzot az első vonal alá, ahol bal felé kanyarodva egy bogot kötünk a végére.

Egyszerű ugye? A harmadik már az lesz. Csak bátran neki! Amit ember talált ki, azt ember meg is tudja ismételni *(32. sz. ábra).*

Eddig megtanultuk a hét törzshang ábécés neveit. Megtanultuk, hogy hol találhatók a törzshangok a citerán. Most azt tanuljuk meg, hogy a törzshangokat hol találjuk meg a kottában. A négy vonalköz hangját már ismerjük. Aki nem vette volna észre, ez a F, A, C, E. Írjuk be a négy vonalközbe! Felülről lefelé is írjuk fel: E, C, A, F. Az öt vonal hangja: É, G, H, D, F. Felülről lefelé: F, D, H, G, É.

Íme a négy vonalköz és az öt vonal hangjegye *(32. sz. ábra).*

Lépjünk még egyet! Nézzük meg egyszerre a citerán előforduló összes hangot! Ehhez viszont pótvonalakra van szükség.

Szélesítsük ki a citerán a törzshangok érintőit, annyira, hogy átvezethessük rajta a G kulcsos kottarendszert *(33. sz. ábra).*

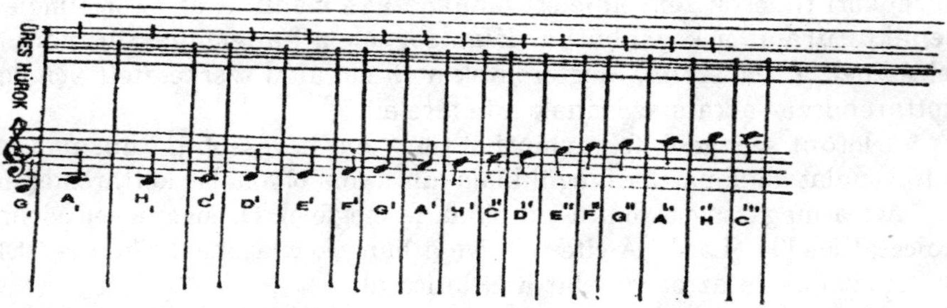

33. sz. ábra: a kottarendszer a citera fogólapjára szerkesztve

Ha jól szemügyre vesszük az ábrát, láthatjuk, hogy az első kishangköz – c kezdőhangunk – az alsó első pótvonalra esik. A g a második vonalra. Soha nem felejtjük el, ha megjegyezzük: a kottasor elején lévő kulcsrajz, a G kulcs csigavonala a második vonalat, a g1 hang helyét öleli körül. Ezért G kulcs a neve. Az üres húr hangjegye a második pótvonal alatt van. Ez is g hang, csak egy oktávval mélyebb, mint az előző. Mixolid citerán ez a legmélyebb hang, így ezt könnyű megjegyezni.

A harmadik kishangközön lévő c-nk a harmadik vonalközön van a kottában. A negyedik kölyökfej magassága is ide igazodik *(Lásd: 5. téma, 15. sz. ábra).*

Fontos támpontok ezek, amelyeket üstökön kell ragadni. Segítségükkel meg tudjuk kezdeni az írott dalok átjátszását citerára.

Feladat: helyezzünk el találomra hangjegyeket a kottán a pótvonalakat is felhasználva, s keressük meg azokat a citerán. Gyakorlási idő: 15 perc naponta.

IV/C A zene történetéből... (Ajánlott olvasmány)

A magyar zene történetéből 1600-ig

A honfoglalástól kezdve már könnyebben nyomon követhető a magyar zene útja. A kalandozások korából a nyugati krónikák több magyar zenei vonatkozású emléket őriznek. Így kapunk hírt Saint Gallenből, hogy a magyarok a halottaikat nagy jajveszékelés közepette elhamvasztották, majd csapraverték az apátság boroshordóit, s hangos dalolásba kezdtek.

Az utolsó útnak is van zenei vonatkozása. Egy portyázó seregünk nem tért haza. I. Ottó, német császár győztes serege Lech mezejénél a folyónak szorította a magyarokat, és mind egy szálig megölte azokat. Azaz, nem egészen. Hetet meghagytak közülük. Orrukat, fülüket levágták, s hazaküldték őket hírmondónak; ők lettek a gyászvitézek. A közösség nem fogadta be, a családjuktól elválasztották őket. Kóbor koldusok lettek. Énekléssel keresték kenyerüket.

Figyelemreméltó a Szent Gellért legenda is (XI. sz.), amely egy kézi malmon őrlő éneklő szolgálóleányról tesz említést.

Középkori történelmünk is gazdag zenei emlékekben. Imre királyunk udvarában évekig élt a kor híres francia zeneköltője, Peire Vidal.

II. Endre leánya, Erzsébet imakönyvében orgona van rajzolva, tehát volt orgonánk (Cividale muzeum).

XIII. sz. eleje: Európát átfogó nagy dalostalálkozó van Wartburgban. Meistersingerek, minnesängerek, trobadorok, truvereek, trubadurok versenyeznek egymással. Az egyik győztes egy Nicolas Kingsor von Ungerland nevű férfi. Magyarul: Kingsor Miklós, Magyarország nemese.

Az 1300-as évektől mind gyakrabban bukkan fel a hangszeres személynév, s maga a hangszerek neve is, a fennmaradt okmányokban.

Példák: Kurtus, Hegedűs, Hegedes, Sypus, Gajdos, Kobzos, Lantos...

Citerafélék: cituár, zedoária, zwitter, zitwer.

(Magyar Oklevél Szótár 1906) cyttuuár, chituár (Magyar Nyelvtörténeti Szótár), Cziterás János, Cziterás Péter (Erdélyi Magyar Szótörténeti Tár Bukarest, 1976).

Az 1400-as évektől írott dallamtöredékek is őrzik a zenei múltunkat. Ilyen a nagybecskereki daltöredék vagy a soproni virágének töredék. Egyházzenei emlékeink korábbi időkből is maradtak fenn. Zenei életünk ebben a korban méltó társa volt a nagy európai zenei központoknak. Castello bíboros, a pápa magyarországi követe döbbenten írja haza Mátyás király udvarából: olyan nagy kórusa van a királynak, mint amilyen nekünk volt odahaza a pestisjárvány előtt.

A kor nagy zeneköltői (Villaert, Tinctoris) vagy megfordultak a magyar király udvarában, vagy levelezésben álltak vele. Stoltzer még a mohácsi csatába is elkísérte II. Lajost. Ott is veszett, legalábbis hírt a csata után nem hallani felőle.

Diákjaink külföldi egyetemekre mentek tanulni. Vitték magukkal a hangszereiket, a dalaikat is. Idegen zeneírók lejegyezték muzsikájukat. Az írások megmaradtak. A XX. század magyar zenetudósai ezeket a dallamokat külföldön felkutatták és hazatelepítették. A XVI. században külföldön lejegyzett magyar táncdallamokkal egy időben idehaza is megszülettek az első műdalok: a históriás énekek és a virágdalok. A históriás dalok hazafias énekek voltak. Lelkesítettek, buzdítottak. Kiváló képviselője volt Tinódi Sebestyén. Gyalog ment – toronyiránt – Szigetvárról a török hódoltsági területeken keresztül Kolozsvárra, hogy a Hofgreff nyomdában kinyomtathassa a híres Cronicaját, amely huszonhárom históriás éneket tartalmazott. Ahol indokolt korhol, megró, („Sok féle részögös", „Az udvarbírákról és kulcsárokról"), a gyászos történéseket elsiratja, („...Terek Bálintnak fogságokról", „Az vég Temesvárban...") dicső tettekkel bátorít, vigaszt nyújt, („Erdélyi historiája", „Egri historiának summája"). Lázban égő, élő lelkiismerete volt a száz sebből vérző országnak.

A virágének külön világ. Ezek szerelmes dalok voltak. A világi boldogság, a földi élet örömeit hirdették. A reneszánsz ember érzésvilágát tükrözték.

Irtották, tiltották... Mélius Juhász Péter, a reformáció vezéralakja így ír róla: „... a virágének ganajból nőtt virág..." Az ellenreformáció álláspontja még kegyetlenebb volt.

Pázmány Péter írja: „akik szerzik, akik éneklik a virágénekeket, országos kerítők, közönséges kutakat mérgezők". (Takáts S.: Művelődéstörténet.) Ennek tudható be, hogy lejegyezni sem merték, emiatt kevés maradt fenn.

V. GYAKORLAT

V/A Alkalmazkodó ritmusok, szinkópás időértékek kijátszása

A szótagjaink nem egyformák. Elég, ha az „elég" szavunkat vesszük példának. Ha kedvünk van, sorolhatjuk tovább: kenyér, anyó, tojás, kemény, virág, leány...

Érezzük ugye, hogy a második szótag lényegesen hosszabb, mint az első? Egész pontosan háromszor olyan hosszú. A kefélős citerás nem csinál belőle problémát. Ha az első szótag egy, a második három egység hosszú, az összesen négy, kikefél két pár BZ-KZ-t. A szöveg így hangzik a keze alatt: Ke-nyé-é-ér, a-nyó-ó-ó, to-já-á-ás, ke-mé-é-ény stb.

Végigdadogja az egészet. Időértékben nem vét, de esztétikailag lezülleszti a játékot a fintor színvonalára.

Hogyan van leírva? A két hang, ha egyforma szótag lenne, (pl. alma) két negyedből állna (♩♩). Mivel példaszavainknál a második szótag hosszabb, az első rovására terjeszkedik. Kap egy pontot (♪♩.), ami azt jelenti, hogy időértéke a felével megnövekedett. Az előtte álló hangjegy pedig zászlót kap (♪♩.), s így negyed időértéke nyolcadra, azaz felére csökken.

Gyufaszállal példázva így néz ki:

Pontozás előtt:

2 negyed (♩♩) = 2+2 nyolcad (♪♪♪♪) = 2+2 gyufaszál

Pontozás után:

2 negyed (♩♩) = 1+3 nyolcad (♪+♪♪♪) = 1+3 gyufaszál

kenyér = ♪♩.

A kijátszása: BZ-KP = bezeng – kipereg.

Nincs más mód a kijátszásra: bezeng egy, kipereg három értékben.

A ritmus módosulásának ez a formája az éles ritmus.

Példák ismert dalokból a gyakorláshoz (kezdőhang c"):

De sze-ret-nék hajnalcsillag lenni...

Szom-bat es-te nem jó ci-te-ráz-ni... (kezdőhang g'):

Van, amikor fordított a szó időértéke. Az első szótag terjeszkedik a második rovására. Például: élet, álom, párna, károg stb.

Most az első szótag hangjegye kapja a pontot (♩.♪) és a második a zászlót (♩.♪).

A két volt negyed hangjegy (♩♩) az első hang pontozása után (♩.♪).

Ennek a változatnak (♩.♪) a neve nyújtott ritmus.

Kijátszása: BP-KZ. Bepereg három értékben, kizeng egy értékben.
Példadal: É-des a-nyám, nem bí-rok el-a-lud-ni...

Látjuk, hogy mindjárt a sor elején egy nyújtott és egy éles ritmus van. (Kezdő hang c^1).

Ha úgy játsszuk ki a dalokat, ahogy le van jegyezve (BZ-KP-vel, vagy BP-KZ-vel), zenénk szinte kimondja a szöveget.

Még egy jelenség. Van, amikor a szöveg kívánalma szerint a két negyedet három szótagra kell elosztani úgy, hogy az első szótag egy nyolcad (♪), a második szótag egy negyed (♩), a harmadik szótag szintén egy nyolcad (♪) időérték legyen.

Amint látjuk, az egyik negyed megmarad változatlan időértékűnek. Nem kapott pontot, nem nőtt meg fele értékkel az ideje. A másik negyed sem soványodott le nyolcadra. Akkor mi történt vele? Egyszerűen kettévált két nyolcadra és közrefogta a másik negyedet. Sok ilyen szavunk van. Pl. kaláka, előre, utána, és ahogy ezt a jelenséget hívják: szinkópa. Ízlelgessük a példaszavakat és rájövünk, hogy lényegesen rövidebb az első és az utolsó szótag a középsőnél.

Kijátszása: BZ-KP-KZ.
Hull a szil-va <u>a fá-ról,</u>
most jöt-tem a <u>ta-nyá-ról...</u>
Fél-re tő-lem <u>bú-bá-nat, bú-bá-nat</u>
Kan-csót vá-gok <u>u-tá-nad, u-tá-nad</u>
Szé-les vi-lág <u>csúf-já-ra, csúf-já-ra</u>
Példadalok: 19, 20, 21, 22, 23, 24.

A „kefélős" citerás így játssza ki a szinkópát:

BZ	KZ	BZ	KZ
a	fá -	á -	ról
ta	nyá -	á -	ról
bú	bá -	á -	nat
u	tá -	á -	nad
csúf	já -	á -	ra
po	há -	ár -	ba

Csak az elrettentő példa kedvéért próbálják meg így „kefélve" játszani a dalokat. Milyen émelygősen könnyű, milyen álmosítóan közönyös a hallgatása!

...És most utána BZ–KP–KZ-vel: szinte felröppennek a hangok, mint tűzből a szikrák.

Az alkalmazkodó ritmusú dalok kijátszásának a leírtakon kívül más módja nincs. Vagy megtanuljuk – ha nagy fáradsággal is –, vagy megmaradunk szürke „kefélgetős" citerásnak. Fogjunk hozzá! Megéri a fáradságot. A szép zenélés öröme kárpótol bennünket a ráfordított időért.

Feladat: miután az egész citerazenélés tartóoszlopáról, vázszerkezetéről van szó, az alkalmazkodó ritmusoknak a kijátszását, annak megtanulását nagyon komolyan kell venni. Mi az 1+3 vagy 3+1 vagy 1+2+1 időérték? Kezdetben biztosan nem, vagy csak alig érezzük. Ezért legjobb, ha a gyakorlás elején figyelmünket a bal kéz munkájával nem terheljük. Hagyjuk mozdulatlanul az alsó c-n. Számoljunk két lábdobbanásra négyet: egy-két-há-négy, egy-két-há-négy... Egyre bezendítünk, két-há-négyre kipergetünk. Ez az éles ritmus.

A nyújtott ritmusnál fordított a gyakorlat: egy-két-há bepereg, négy kizendít.

Szinkópa: egy = bezendít, két-há = kipereg, négy = kizendít.

Tehát: mindig két lábdobbanás és négyig számolás!

Ha már érzünk valami haladást, elég, ha számolás helyett a példaszavakat mondjuk hangosan gyakorlás közben. Ügyeljünk – különösen az éles ritmusnál –, hogy a szótagok ne folyjanak egybe. Csak, ha már úgy érezzük, hogy megfogtuk ezt a jobb kezünknek merőben új ritmusvilágot, csak akkor kezdjük bal kezünket is dolgoztatni. Ahogy a jobb kezünk vált Bz-ből KP-be, vagy BP-ből KZ-be, úgy váltson a bal kezünk hangot. A hármas hangváltás a legnehezebb (szinkópánál), ezért ezt gyakoroljuk utoljára.

Az elnevezésekről: hogy ne okozzon gondot a nevek megtanulása, hogy adott esetben éles vagy nyújtott ritmusról van szó, jegyezzük meg: az alkalmazkodó ritmuspárnak mindig az első szótagja adja a nevét. Ha az első szótag rövid (♪♩.) éles ritmusról, ha az első szótag hosszú (♩.♪), nyújtott ritmusról van szó.

Mielőtt a pengetőt a kezünkbe vesszük s nekifohászkodnánk a munkának, tanuljuk meg elméletileg a képzésmódokat, mert gyakorlat közben nem lesz időnk a fejünket törni rajta.

1. Éles ritmus: bezeng – kipereg = BZ-KP
2. Nyújtott ritmus: bepereg – kizeng = BP-KZ
3. Szinkópa: bezeng – kipereg – kizeng = BZ-KP-KZ

Gyakorlási idő: háromszor 10 perc 10 napon keresztül.

V/B A zeneírásról... (Javallt tananyag)

A hangok időértéke

A zenemű tételekből, a tételek melódiákból, a melódiák frázisokból, a frázisok ütemekből, az ütemek hangokból állnak. Ütemen belül a hangok különböző hosszúságúak. Az egész hang jele egy ovális rajzolat: 𝅝, az egész vonalközt betölti a nagysága. A félhang jele kisebb tojásdad rajzolat, szárral: 𝅗𝅥. A szár minden hangjegynek a jobb oldalán van a harmadik vonalig, és felfelé áll. A harmadik vonalnál magasabb hangjegyek bal oldalra kapják a szárat, lefelé fordítva: 𝅗𝅥𝅗𝅥.

Az egésznél kisebb hangjegyeknek mindnek van szára. A negyed hang és az ennél kisebb időértékű hangok tojásdad rajzolata nem karikaszerű, hanem tömött: ♩. A nyolcad hangjegy jele ugyanolyan, mint a negyedé, csak a szárhegyére jobb felől kisebb zászlót kap. A zászló akkor is jobb oldalt van, ha a szár lefelé áll: ♪♪. Ha több nyolcad van egymás mellett (és ez a nyolcadnál kisebb időértékű hangjegyekre is érvényes), „gerenda" köti össze azokat: ♫.

A tizenhatodok két zászlót kapnak: 𝅘𝅥𝅯𝅘𝅥𝅯, vagy két gerenda köti össze azokat: ♬

A harminckettedeknél három zászló, illetve három gerenda jelzi az időértéket.

Összefoglalva:

Egész hang: 𝅝
Fél hang: 𝅗𝅥 𝅗𝅥
Negyed hang: ♩ ♩ ♩ ♩
Nyolcad hang: ♪♪ ♪♪ ♪♪ ♪♪

Ha valamelyik ütemére részben vagy egészen nem jut zene, dal, a szünet idejét csendben ki kell várni. Erre a zeneírás szünetjelet alkalmaz.

Az egész hang szünetjele a negyedik vonal alsó felületére szerkesztett fekete téglalap alakú rajzolat: 𝄻

A félhang szünetjele ugyanez a forma a harmadik vonal felső oldalára fektetve: 𝄼

A negyed hang szünetjele: 𝄽

A nyolcad hang szünetjele: 𝄾

A tizenhatod hang szünetjele: 𝄿

A továbbiakban minden időarányos osztódásnál egy zászlóval többet tüntetünk fel a szünetjel szárán.

A szünetjelet a citerás kitöltheti színezéssel, díszítéssel, akkordhangzással. Erről a VII/A gyakorlatban lesz szó.

Feladat: tanuljuk meg felismerni időérték vonatkozásában a hangjegyeket, a szünetjeleket. Ismeretlen dalt tartalmazó kottán határozzuk meg a hangjegyek ábécés nevét, időértékét és helyét a citerán.

Kérdés: egy egészben hány fél, negyed, nyolcad, tizenhatod; egy félben hány negyed, nyolcad, tizenhatod; egy negyedben hány nyolcad, tizenhatod van?

Gyakorlási idő: 3xfél óra.

V/C A zene történetéből... (Ajánlott olvasmány)

A magyar zenetörténetből 1800-ig

Ahogy a szekérről levált kerék fut még egy darabig, a magyar zene régi fénye is még fel-felvillan a XVI. században. Palestrina híres V. motettás füzetét még magyar zenei eszményképek (Báthory Endre) ajánlja. Diruta „IL TRANSILVANIO" (Az erdélyi) címmel ír iskolamuzsikát. Bakfark, a Neusiedler testvérek, Bengraf országhatárainkon kívül öregbítik a magyar zene hírnevét.

A XVII. században egy angol utazó járt Magyarországon. Fennmaradt az útinaplója, amelyben ámuldozik azon, hogy Magyarországon egyféle dalt énekel az úr is és a pór is. Pedig ez volt a helyzet. Ez a zenei egység a XVIII. századra szűnt meg. Tudjuk, hogy a XVIII. század nyitott a dicsőséges Rákóczi-szabadságharccal (1703–1711), amely beletorkollott a nagymajtényi fegyverletételbe, ahol elásták ellenségeink nemcsak a magyar fegyvereket, de a magyar kultúrát is, olyan mélyre, hogy remélték, soha nem fog tudni onnan feltámadni. Az irodalom majd másfélszáz évig, zenekultúránk 200 évig aludta Csipkerózsika-álmát. Hogyan történt? Azok a főurak, akik otthont adtak a magyar zenének, ápolták, művelték, anyagilag áldoztak rá, elpusztultak a 8 éves háborúban Rákóczi oldalán harcolva, vagy a fejedelemmel elbujdostak, vagy ha elfogták őket, várt rájuk a kivégzés vagy a várbörtön. Maradtak szabadon azok a főurak, akik elfogadták az osztrák kamarilla politikáját. Ezek pedig elfogadták a kultúráját is. Udvaraikból kisöprűzték a magyar zenét, a magyar zenészeket, még a magyar hangszereket is. Hozták helyette az idegen zenészeket, idegen hangszereket.

Hová menekült a magyar zene, hová menekültek a magyar hangszerek? A nemzet oszlopához, a nemzet fenntartó erejéhez, a parasztsághoz. Ők őrizték meg kétszáz éven keresztül. E perctől fogva teljes joggal nevezzük a magyar zenét magyar népzenének, a magyar hangszereket magyar népi hangszereknek.

VI. GYAKORLAT

VI/A A kétnegyedes, a háromnegyedes, a négynegyedes stb. dalok kijátszása

Eltelt a 10 nap? Sikerült „megfogni” az alkalmazkodó ritmus kijátszásának a lényegét? Ha igen, örömmel közölhetem, hogy a citerázni tudás nehezén már túl vannak. A ház elkészült, ami hátra van még, az a külső tatarozás, a világítótestek, a fényforrások elhelyezése, a park rendezése. Nagyon fontos dolgok ezek ahhoz, hogy birtokba vehessük a kis zenepalotánkat és jól érezzük magunkat benne, de már lényegesen könnyebbek.

A hang magasabb időegysége az ütem. A kottán a sor elején, mindjárt a G kulcs után találjuk az ütemjelet. Az ütemeket az öt vonalközt keresztben áthúzott vonalak (ütemvonal) választják el egymástól. Az ütem, ha nem telik meg zenével, szünetjel tölti ki (V/B feladat), de mindig egyformák. Vannak vegyes ütemű dalok is, de egy bizonyos rendszeren belül azok is „egyformák”. Az ütemek fő jellemzője: mindig az első hang a hangsúlyos. Először vizsgáljuk meg a kétnegyedes ütemet. Azt jelenti, hogy egy ütemen belül maximum egy fél hang lehet vagy két negyed, illetve a további felezések által létrejöhető legkisebb hangegységek kettő negyed értékben.

Például: 4 nyolcad 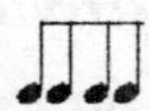 vagy 8 tizenhatod 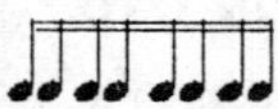

A negyed hangokat BZ sorozattal, vagy BP sorozattal, bepergetéssel képezzük. A negyednél kisebb időértékű hangokat BZ, KZ párossal.

Példadalok száma: 1, 2, 3, 4, 5.

Háromnegyedes ütem: az ütemvonalon belül 3 negyed hangot, vagy annak az összevonását, illetve a további osztását találjuk, de egy biztos, mindig három negyed értékben. Ha ütemen belül szabályos háromnegyed hangot találunk, mint a „Summáját írom...” első és harmadik ütemében, az „Ismertem apádat...” dalban végig (példadalok száma 6, 7, 8, 9) 1 BZ-vel és 2 KZ-vel képezzük az ütemet. Ha összevonás történik, mint a példasor második, negyedik üteménél, (két szótag 1 negyed és 1 fél hangértékkel) BZ, KP-vel képezzük.

A dal azért jó példa, mert végig így váltakozik:

BZ-KZ-KZ, BZ-KP, BZ-KZ-KZ, BZ-KP.

A háromnegyedes ütemet is „kefélik” az igénytelen citerások. Akármilyen összevonás vagy felosztás van ütemen belül, mindig egy BZ-t és két KZ-t zendítenek. A ritmusuk szabályos marad, de a zenéjük érdektelenségbe fullad. A keringődallamok, a lengyel mazurkák szintén háromnegyedesek.

A háromnyolcados dalokra „citerául" ugyanezek a szabályok érvényesek. Például: „Hopp ide tisztán..." (Példadal száma: 10, 11).

Négynegyedes ütem: nagyjából erre is érvényesek a kétnegyedes ütemről leírtak. A negyed hangokat szépen lehet játszani BZ-vel (példa: „Által mennék én a Tiszán ladikon" első üteme), de BP-vel is jól hangzik. Ilyenkor variáljunk: egyik szakaszt vagy sort BZ-vel, a másikat BP-vel játsszuk! Ha citeraegyüttesről van szó, fontos, hogy előre rögzítsék a variációkat, mert különben úgy fog festeni a zenéjük, mint amikor a háziasszony a csirkepörköltet és a dobostortát egy tányéron szolgálja fel. Külön-külön mindegyik nagyon finom, de együtt... (példadalok: 12, 13, 14, 15, 16, 17, 18.)

Vannak még különböző ütemformák és ütemcsodák (ötnegyed, hatnyolcad stb. ütemek). Ezekkel azért ne foglalkozzunk külön-külön, mert valahol az előbbiekben szemrevételezett ütemek összeragasztását, egybevonását tükrözik. Így ugyanazokkal a pengetési problémákkal találnánk szemben magunkat, mint amelyeket már megbeszéltünk.

Feladat: gyakoroljuk az ütemek kijátszását a vonatkozó példadalokon. A gyakorlási idő nincsen meghatározva.

VI/B A zeneírásról... (Javallt tananyag)

A #-ek (keresztek) és a b-k (bék) szerepe, a származékhangok neve.

A belső hangsorral eddig nem foglalkoztunk. Szándékosan. Annyit megtudtunk róla, hogy származékhangsor, s félretettük a témát. Így volt ez jól. Most, hogy egy kicsit megizmosodtunk a zeneelméletben, nyugodtabban vehetjük elő, kevesebb energiával jobban megértjük.

Azt már tudjuk, hogy nem félhangok sora, hiszen a külső hangsoron is van félhang, kettő is, az F és a C (a belső hangsor egymásközti viszonyában egy sincs). Azt is tudjuk: a hangsorokat az különbözteti meg egymástól, hogy különböző helyen vannak a kishangközök. A dur hangsornál például a negyedik és a nyolcadik fokon, a moll hangsornál a harmadik és a hatodik fokon stb. Azt is tudjuk, hogy a skáladallamok mind a törzshangokból képződnek. Igen ám, de minden skáladallamot meg lehet kezdeni bármely törzs- vagy származékhangon, csak arra kell ügyelni, hogy a két kishangköz ugyanoda kerüljön, ahol azt az alap (előjelzés nélküli) skáladallamban láttuk. Így akarva-akaratlan be kell lépnünk a származékhangokra, mert a törzshangokat hol magasabban, hol mélyebben kell játszanunk egy egy fél hanggal (próbáljuk ki és indítsuk a dur hangsort a d hangról, s tapasztalni fogjuk, hogy két helyen is be kell lépni a belső hangsorra).

Egy-egy dalnál, ha valamely törzshangot fél hanggal lejjebb vagy fél hanggal magasabbra kell módosítani, az a sor elején már kiderül. A G kulcs és az ütemjel között találjuk a jelzést, mindig abban a vonalközben vagy a vonalon, amelyik hangra vonatkozik. A kereszt jele: # (kis rács, keresztnek hívják) fél hanggal felfelé visz minden hangot. Az így keletkezett hang új nevet kap. A c cisz, a d disz, az f fisz, a g gisz, az á aisz lesz.

A b (b-nek mondják, rajza pontosan egy függőleges vonal, rajta a jobb oldalán egy fél szív), amelyik vonalközben a „hasa" megjelenik, minden törzshangot fél hanggal lejjebb tesz. Az új hang neve a törzshang ábécés neve és az esz szócska. Például d desz, é esz, a g gesz, az á asz, a h hesz. (Ez utóbbi nevet a „B" teljesen kiszorította.)

Amint látjuk, a származékhangoknak két nevük is van, attól függően, hogy kereszt vagy bé módosítás következtében veszik igénybe azokat *(34. sz. ábra).*

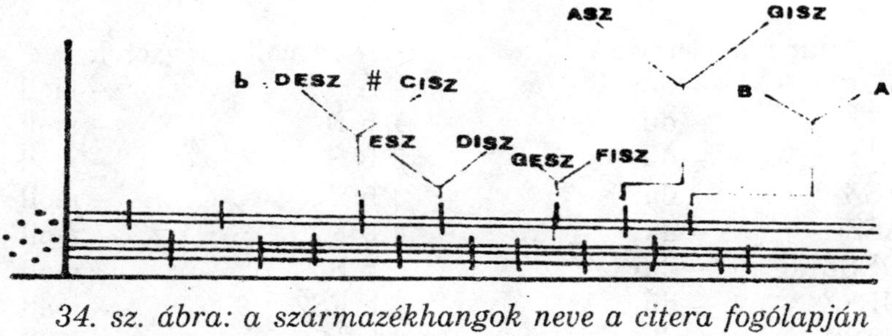

34. sz. ábra: a származékhangok neve a citera fogólapján

Ha a sor közepén van módosító jel, az csak az adott ütemen belül érvényes, és arra a hangra, amelyik előtt találjuk. Ha a sor elején módosító jel van, de a sor közben valahol nem kívánatos, a hang előtt elhelyezett feloldójel a módosítást törli. A feloldó jel elmozdult téglalap rajzolatához hasonlít: ♮ Szintén csak az adott ütemen belül érvényes.

A hangsorokról. Hét keresztes, hét bés, és egy előjelzés nélküli dur s ugyanannyi moll hangsor van. Foglalkozhatnánk külön-külön is, de a ráfordított fáradság mellett aránytalanul eltörpülne a haszon, mivel mi kötött hangszeren, citerán és citeraül játszunk. Ez gyakorlatilag azt is jelenti, hogy a citerazene mindig az üresen zengő húrok függvényében szól (és nem az abszolút hangmagasságon), s legtöbb esetben a fenti hangsorok közül egyikkel sem egyezik, mert vagy írásban, vagy hangzásban – zömében mind a kettőben – eltér azoktól. (Például egy 68 cm húrtartó-bak távolságú citerán a megfelelően kifeszített 7-es, 9-es húr üresen á hangot ad. Így C-dur írás D-durban, a c-moll írás d-mollban, a g mixolid írás á mixolidban stb. hangzik.

Azért mégis leírom mind a 32 hangsornak a nevét, hátha valaki érdeklődik iránta.

keresztes

dur hangsorok		moll hangsorok	
– C	– dur	– Á	– moll
1# G	– dur	1# É	– moll
2# D	– dur	2# H	– moll
3# Á	– dur	3# FISZ	– moll
4# É	– dur	4# CISZ	– moll
5# H	– dur	5# GISZ	– moll
6# FISZ	– dur	6# DISZ	– moll
7# CISZ	– dur	7# AISZ	– moll

bés

dur hangsorok		moll hangsorok	
– C	– dur	– Á	– moll
1 b F	– dur	1 b D	– moll
2 b B	– dur	2 b G	– moll
3 b ESZ	– dur	3 b C	– moll
4 b ASZ	– dur	4 b F	– moll
5 b DESZ	– dur	5 b B	– moll
6 b GESZ	– dur	6 b ESZ	– moll
7 b CESZ	– dur	6 b ASZ	– moll

Az előjegyzéses hangsorok könnyű megtanulásának más módja is van. Figyeljük meg: a keresztes hangsorok felfelé, a b-s hangsorok lefelé, nagymásodokban lépegetnek egymás után két oszlopban felváltva.

Például:

#-es dur		#-es moll	
C	G 1#	a	e 1#
D 2#	A 3#	h 2#	fisz 3#
É 4#	H 5#	cisz 4#	gisz 5#
Fisz 6#	Cisz 7#	disz 6#	aisz 7#

b-s dur		b-s moll	
C	F 1b	a	d 1b
B 2b	Esz 3b	g 2b	c 3b
Asz 4b	Desz 5b	f 4b	b 5b
Gesz 6b	Gesz 7b	esz 6b	asz 7b

Az így egymás után, illetve az egymás alatt lévő nagymásodon találjuk külön a páros és külön a páratlan előjegyzéseket, (például: dur páros előjegyzések: C/0, D/2, É/4, Fisz/6. C-dur páratlan előjegyzések: G/1, Á/3, H/5, Cisz/7).

Mégis, mi tartozik ezekből az előjegyzéses hangsorokból ránk, citerásokra? A következő: minden dalt azon a hangon kell megtanulni, amelyiken leírták. Vegyük figyelembe az összes módosított hangot és csak a dallamhúrokat pengessük. Amikor már a fülünkben van a dallam – Isten veled Mihály – vissza vele a citera összhangzásának a világába! Ez minden. Egymás között úgy is mondhatnánk, hogy a különböző fekvésű dalokat átlopjuk a citera nyelvére, de ne használjunk ilyen csúnya kifejezést! Mondjuk elegánsan: mi, citerások, transzponálunk.

Feladat: iskolában vagy művelődési házban keressünk olyan népdalos füzetet, amelyikben ismerős dal is van. Nagyon előnyös először ismert dalokat leírva látni, a kottáról a hangokat lassan ízlelgetve, tanulmányainkat visszaigazolva játszani. Utána következzék a kevésbé ismert, majd az ismeretlen dal. Az első igazi öröm akkor éri a tisztelt tanulókat, ha majd valahol véletlenül hallják ugyanazt a dalt, amit Önök kottából tanultak meg, s tapasztalni fogják, hogy hangról hangra, ütemről ütemre helyesen értelmezték azt.

VI/C A zene történetéből... (Ajánlott olvasmány)

A magyar zene történetéből 1900-ig

(A verbunkos zene, a magyar nóta)

A XIX. század hajnalán született meg hazánkban az első magyar közösségi zene, a verbunkos muzsika. Nagy hatással volt a magyarokra.

A zeneszerzőkre: Erkelre, Lisztre, Mosonyira, a politikusokra: Kossuthra, Széchenyire... Amikor már mindenki „megmagyarult" tőle, kiderült: a verbunk muzsika nem is magyar zene. Szándékában, tisztességében magyar ugyan, de alapszövetében magán hordja a több évszázados idegen seregjárás nyomát. Meg lehet abban találni a rutén, a szláv, a sváb, a cigány, de még az arab zenei elemeket is.

És most mi legyen a verbunkos muzsikával? A tudomány így foglal állást: tisztességgel végigküzdötte a reformkort, a szabadságharcot. A szó szoros értelmében vérrel írta be a nevét a magyar történelembe. Magunkénak tekintjük hibáival együtt is, de azért nem szabad elfelejtenünk, hogy száz évig exportáltuk a verbunkos muzsikát a világ különböző pontjára, és sehol a világon nem jutott túl a kávéházak küszöbén. Pont mi, magyarok vagyunk az a nép, aki csak kocsmai zenét tud írni? Ma már tudjuk, hogy nem így van, de akkor a legnagyobb kétségek között volt a magyar zeneirodalom. Pedig jelzések voltak akkor is, de nem találtak visszhangra.

Csokonai írta 1803-ban: „Hallgassátok a jámbor puttonyost és daloló falusi leányt..." Kölcsey Ferenc még egyértelműbben fejezte ki megérzését: „A valós nemzeti poézis szikráit a köznépi dalokban kell keresni..."

A nóta országos hatásában az 1849-es szabadságharc bukása után jelent meg. A nótákat szülték a népszínművek, a népszínművek szülték a nótákat. S mennyi maradt meg belőle? Húsz? Száz? Töredék. Az idő nemcsak stílusrontó, de tisztító erejű tűz is. Talán a nóta elterjedése is siettette az új stílusú népdalok születését, térhódítását. Az ereszkedő jellegű pentaton, kvintváltós, díszített régi dalainkkal szemben az új stílusú népdal boltíves, napjárásszerűen fölépített jellegű, mennél többen éneklik, annál szebben hangzik. A citerások repertoár-anyagában 90%-ban van jelen.

Citerázzunk-e nótákat?

A nóta az akkordhangszeres cigányzene anyaga. Ettől még nyugodtan játszhatja a népi citerás is otthon vagy szűkebb baráti körben, különösen, ha figyelembe vesszük a nóta, a verbunkos zene fontos szerepét az elnémetesedett magyarországi zenei élet visszamagyarításában.

Viszont, amint kilép a citerás a nyilvánosság elé, önkéntes népművelő lesz, a közízlés alakítója, ható tényezője. Ez megköveteli, hogy „csak tiszta forrásból" merítsen. Nem szőrszálhasogatás, fintorgás ez: kiállás, felelősségvállalás egy nép, egy közösség másfél évezredes zenekultúrája mellett.

VII. GYAKORLAT

VII/A Ujjrend, díszítés, színezés, dinamika, ritmus

Amióta dalt játszunk a hangszerünkön, aktuálissá vált a bal kéz ujjainak a szerepe. Zongoránál, hegedűnél, furulyánál pontosan meghatározzák az ujjak mozgásrendjét, melyik hangot melyik ujjal kell leütni, lefogni. A citeránál ez nincs előírva. Részben azért, mert a nyomó használata következtében ilyen igény fel sem merült, másrészt, mert nincs a citerának zeneirodalma, illetve csak szórványosan van, de ujjrendet az sem ír elő, illetve nem ismer.

Az ujj-játékos a húrlefogást saját igénye szerint alakítja ki. Így csak ajánlással szolgálhatok: ha egy hangról felfelé fogunk haladni, az illető hangot a kis, vagy gyűrűsujjal fogjuk le, így a többi ujjunk szabad marad a következő hangok lefogásához. Ha viszont fentről lefelé haladó dallamot játszunk, az első hangot a hüvelykujjal fogjuk le, így a többi ujjunkat már előre a következő hangok fölé tudjuk helyezni, szinte csak rá kell borítani az ujjunkat, ami megkönnyíti a dallam kijátszását. A hüvelykujj elé mutatóujjal ne nyúljunk, nehézkes is, és csúnya is.

Legjobb minden dalt külön kikísérletezni, hogy jobb az ujj elhelyezése, s azt megtanulni, az emlékezetünkbe rögzíteni.

Az épület felépült, most fessük, díszítsük, színezzük!

Tegyük lakályossá, barátságossá! Egyszer egy kritikus azt kérdezte a kevésbé tehetséges énekesnőtől: mondja művésznő, szereti maga a pacsirtát? – Imádom! Azok a lágy mélységek, trillázások, szeszélyes csapongások... – lelkendezik az énekesnő. A kritikus elkomorodik, lemondóan ennyit mond: rossz lehet magának az a tudat, hogy egy pici kis állat is túltesz magán!

A kis epizódot nem a humor kedvéért írtam le, hanem hogy értsük, érezzük az öltöztetés szükségességét. Ha egy zeneszerző egy frázist kétszer ír le egymás után, biztos, hogy hangszerelésben, ritmikában vagy dinamikában változtat rajta. A monotonitás a muzsika halála. A tiszta havat a meleg változtatja pocsolyává. A zenét az egyhangúság.

Egyes citerások, együttesek sokszor egy dalt háromszor, négyszer lejátszanak egyforma tempóban, azonos hangerővel (alkalmasint egész dalcsokrot is) a közönség álmosítására, bosszantására. A világos akkor fénylik igazán, ha sötét után következik, a halk akkor teremt atmoszférát, ha hangos után jön. A kenyér akkor a legfehérebb, ha átharapjuk, a szőke úgy a legszőkébb, ha fekete mellé állítjuk. A dalcsokrot építsük fel, öltöztessük fel, formáljuk meg. Éljünk azzal a lehetőséggel, hogy a hangszeres előadóművészet három dimenziójú: a mű, a hangszer és az előadó szoros egymásba kapcsolódásának vetülete. Ne olyan legyen a zene, mint amilyen (ez csak egy fikció), hanem olyan, amilyen „én" meg a hangszerem együtt.

Stíluszavaró, hangulatrontó a citerásainknál egy újabban fellépő jelenség, a tercelés. Már egyszer említettem, hogy a csirkepörkölt és a dobostorta egy tálban öklendeztető, noha külön-külön mind a kettő finom falat. Ugyanez vonatkozik a magyar népdal és a tercelés egy tálban, illetve egy zenében való tálalására is. A népdalunk ősi zene, uniszonó, egyszólamú. Azt is mondhatnánk, megmaradt tisztán egyszólamúnak, azt is, hogy nem érkezett továbblépni. Amikor 1711-ben megkezdte a 200 éves Csipkerózsika-álmát, nyugatnak már 26 éves Händelje és J. S. Bach-ja volt. Az ő zenéjük fejlődhetett.

Tercelni szabad, illik, kell a szláv dalokhoz. Azokat meg jobban tudják ők játszani, mint mi. Fogjunk negyed, ötöd, hatod intervallumokat. Virágdaloknál (műzene) esetleg hármashangzatot (c' esz' g') gyűrűs-, mutató- és hüvelykujjal.

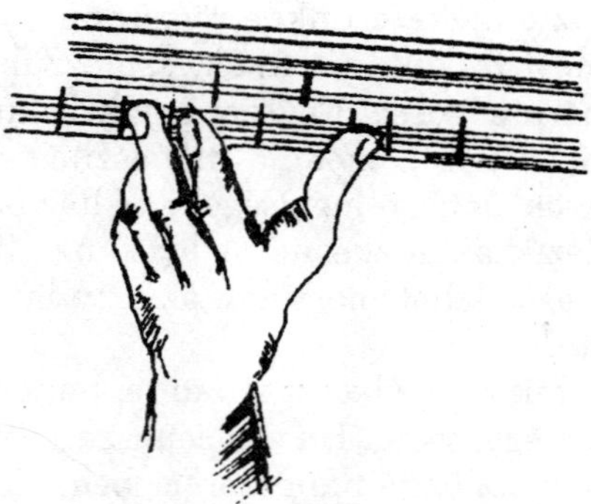

35. sz. ábra: kvart kettőshangzás

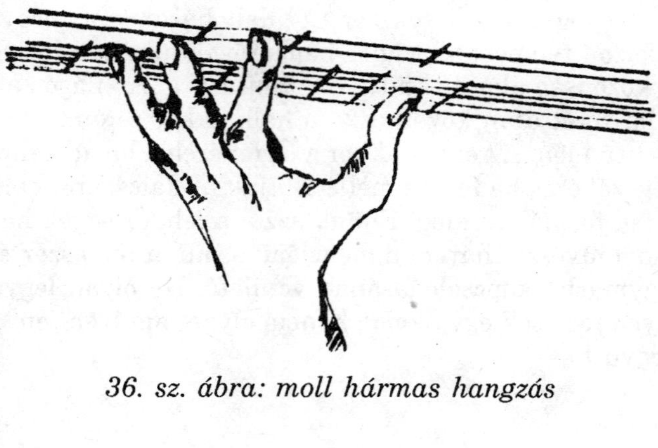

36. sz. ábra: moll hármas hangzás

Díszítés:

Váltsunk fel tetszés szerint egy-egy negyedhangot négy tizenhatodra, s táncoljuk körbe ujjunkkal a volt negyed hangok helyét *(37. sz. ábra)*.

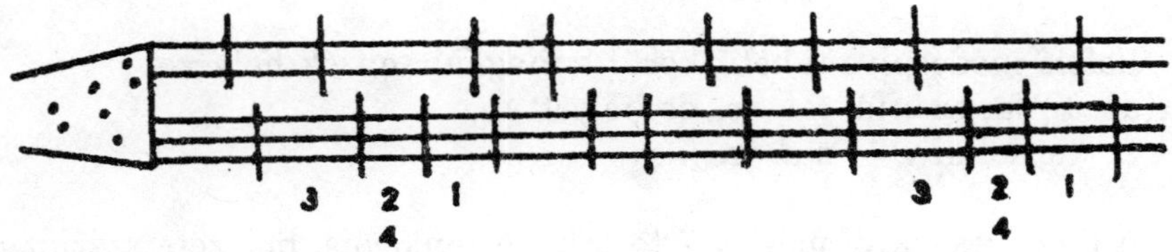

37. sz. ábra: tizenhatodok játszása negyed hang helyett

A szóvégeket díszíthetjük egy negyed hang helyett öt apró hanggal *(38. sz. ábra)*.

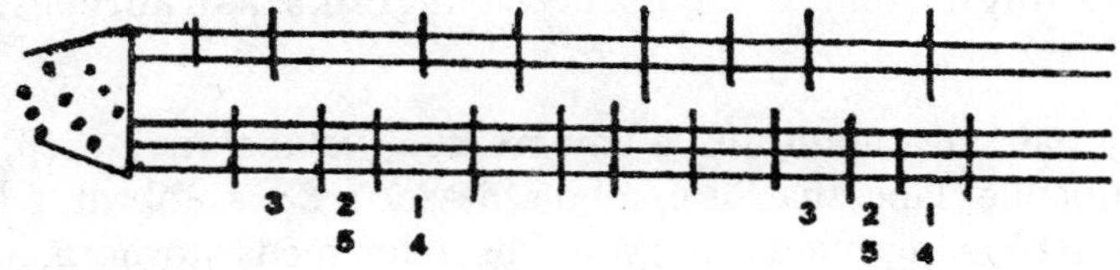

38. sz. ábra:

díszítés öt apró hanggal a szóvégeken egy negyed hangértékben

Más: csússzunk vele négy vagy öt hangtávolságnyira. (Mindkét irányban lehetséges a nyomót vagy a hüvelykujjunkat a dallamhúrokra szorítva). Kétnegyed idő alatt végigfuthatunk a törzshangokon. Díszítési lehetőség sok van. Ki kell keresni, meg kell alkotni, s minden dalt, minden sort – igazodván az alkalmazkodó ritmus kívánalmaihoz – külön-külön ki lehet, ki kell dolgozni. Jó munkát!

VII/B A zeneírásról... (Javallt tananyag)

Még egyszer a zeneírásról, olvasásról

Remélem, emlékeznek még a tanult „vonal" és a „vonalköz" szóra. Voltak tanítványaim, akik így köszöntek egymásnak: FACE! ECAF! (szia, szia) ÉGHaDéeF! eFDéHaGÉ! (viszlát, viszlát!)

A szolfézs nevekkel egy kicsit mostohán bántunk. Igaz, ez az énekesek világa. A mi torkunk a citera, a hangok közötti távolság bemért rajtja. Azért a teljesség kedvéért megemlítem: amint a származékhangoknak kétféle nevük van az ábécés nevükből kombinálva, ugyanígy kétféle a nevük a szolfézs névből kombinálva is. Felfelé módosulva i-betű kerül az eredeti magánhangzók helyére:

do, ré, mi, fá, szó, lá, ti, do helyett
di, ri, fi, szi, li, di

Lefelé módosulva a-betű kerül a magánhangzók helyére:
do, ti, lá, szó, fá, mi, ré, do helyett
ta, la, sza, ma, ra.

A törzshangokról még: a 7 törzshang funkciója, helyzete szerint is kapott nevet. Az első hang TONIKA, a második SZUPERTONIKA (tonika fölötti), a harmadik MEDIÁNS (a tonika és a domináns távolság felezője), a negyedik hang SZUBDOMINÁNS, az ötödik a DOMINÁNS, a hatodik SZUBMEDIÁNS, a hetedik a VEZETŐHANG, a nyolcadik TONIKA. Ennyit róla. A zeneszerzők foglalkozási körébe tartozó fogalmak.

Ha egy dalt megtanultunk, s úgy érezzük, valahol nem szép, valami furcsa van benne, lapozzuk föl inkább százszor a 33. sz. ábrát, s kontrolláljuk le hangról hangra a dalt, ügyelve a soreleji módosításokra, a sorközi módosító, illetve feloldó jelekre, s szűrjük ki az esetleges hibákat.

A hangok időértékének a betartása maga a zene. Az ütem köti csokorba a hangokat. Képzeljünk el olyan téglát, ami hiányos, vagy egy kicsit nagyobbra sikerült. A fal végénél vagy lyuk lesz, vagy kilóg egy negyed tégla belőle.

A dalok kijátszása:
A rubato azt jelenti – szabadon. Itt nem köt az ütem. Mindenki úgy játssza, ahogy akarja, az ízlés határain belül. Például: „Amott legel, amott legel, amott legel hat pej csikó magában..." Kijátszása: 7 hang BZ, KZ, BZ és a nyolcadik hang KP.
(Rubato példadalok számai: 25, 26, 27).

Parlando dal: (parle=beszélni) azt jelenti beszélve, elbeszélő stílusban előadott dal. Klasszikus parlando dal: „Elindultam szép hazámból..." Előadásmódja: 3 pár BZ-KZ és a két utolsó hang BP.
(Parlando példadalok száma: 28, 29, 30).

VII/C A zene történetéből... (Ajánlott olvasmány)

A XX. század

Liszt Ferenc írja a DES BOHEMIENS ET DE LEUR MUSIQUE EN HONGRIE... c. könyvében (szabad fordítás: Tervem volt nékem batyuval a hátamon bejárni Magyarország legeldugottabb vidékeit, s felkutatni az ősi magyar dallamokat.) Sajnos ez az elképzelés csak terv maradt.

A századforduló hajnalán találta meg „a két ifjú barbár" (a századeleji sajtó így nevezte őket) a magyar muzsika 200 éve megszakadt fonalát, s magasba emelték, világművészetté formálták azt. A nevük: Bartók Béla és Kodály Zoltán. Ma örömmel olvassuk az egyetemes zenetörténet megállapításait: nincs még egy nép, amelyik az elmúlt 70 év alatt annyit fejlődött zeneileg, mint a magyar. Nem arról van szó, hogy valami különleges emberek lennének. Egyáltalán nem. Egyszerűen megszűntek azok az akadályok, amelyek évszázadokon keresztül béklyóba kötötték, lehetetlenné tették a magyar zene fejlődését.

És milyen nehéz munka volt! Elfelejtettük a zenénket. Kodály Zoltán szerint úgy járt a magyar ember a saját zenekultúrájával, mint az anya, akitől elrabolták csecsemőjét, és felnőtt korban kapja vissza, amikor már nem értik egymás nyelvét. A magyar zenét eldugott, a háború pusztításaitól megmenekült völgykatlanok mécsviláglelkű parasztjai őrizték.

Az első népdalfüzet (20 magyar népdal; 10 db Bartók, 10 db Kodály gyűjtése) 1906-ban jelent meg 1500 példányban a történelmi Magyarországon. 32 év kellett ahhoz, hogy az 1500 példány elfogyjon. Innen indultunk.

Ma nincs a világon olyan valamirevaló színház, hangversenydobogó, ahol ne szerepelt volna magyar zene elsöprő sikerrel.

A mákszemnyi tölgymagban benne van az óriás tölgy, amelynek az árnyékában egy autóbuszra való kiránduló hűsölhet? Benne! Így bontotta ki Bartók a négysoros kis székely balladából a Kékszakállú herceg vára muzsika tenger-áradatát.

A magyar zene világsikerét a nemzet nagyjainak köszönhetjük és a magyar népnek, amely megteremtette és megőrizte a népzenei anyagot a zeneköltőink számára.

PÉLDADALOK

Kispiricsi faluvégen

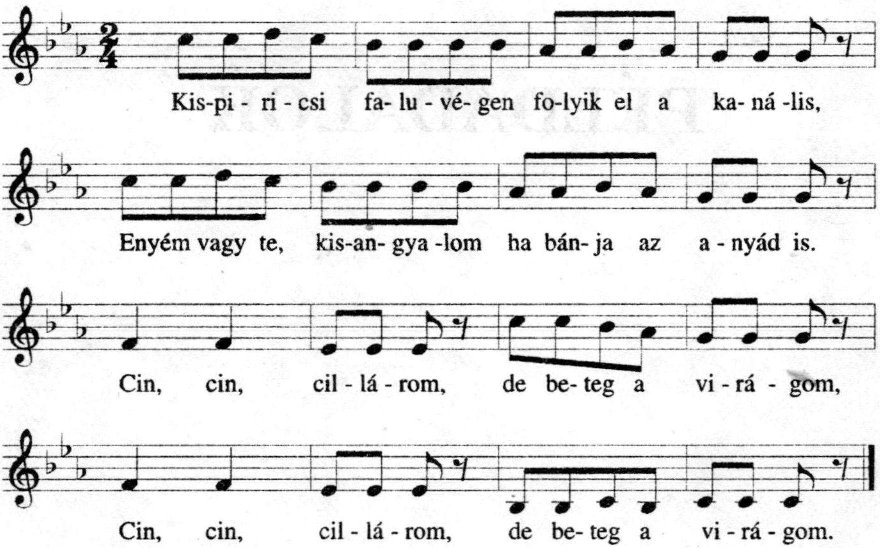
Kis-pi - ri - csi fa- lu - vé- gen fo-lyik el a ka- ná -lis,
Enyém vagy te, kis-an- gya -lom ha bán- ja az a - nyád is.
Cin, cin, cil - lá - rom, de be- teg a vi - rá - gom,
Cin, cin, cil - lá - rom, de be- teg a vi - rá - gom.

Egyenletes BZ-KZ-vel játszuk a dalt. A sorvégeknél levő (1/8) szünetjelnél az utolsó BZ után a kezünket emeljük át a húrokon.

Kecskemét is kiállítja

Kecskemét is kiállítja

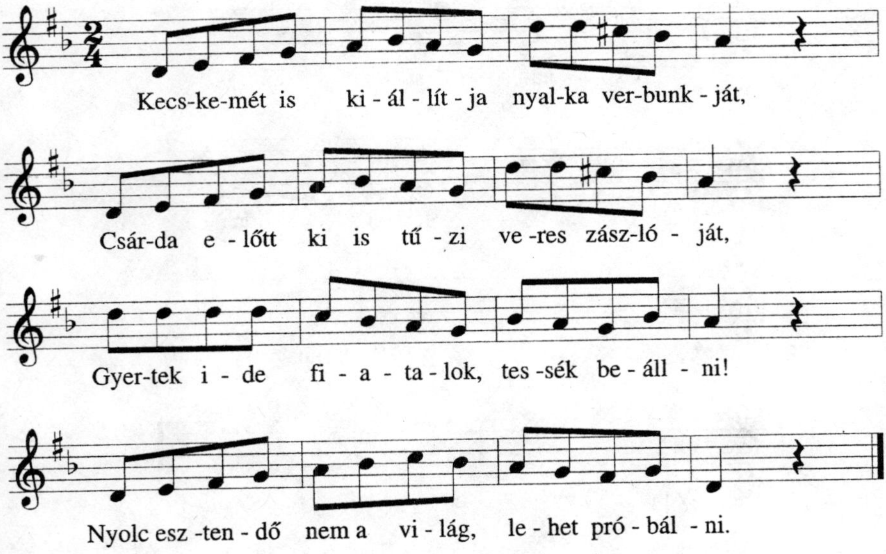
Kecs-ke-mét is ki - ál - lít - ja nyal-ka ver-bunk - ját,
Csár-da e - lőtt ki is tű - zi ve -res zász-ló - ját,
Gyer-tek i - de fi - a - ta - lok, tes -sék be - áll - ni!
Nyolc esz -ten - dő nem a vi - lág, le - het pró - bál - ni.

Ritkaság ez a Bartók Béla-gyűjtésű népdal. Előjelzésben felfelé is, lefelé is módosul. Sor közben szintén módosul felfelé. Játékmód: BZ-KZ végig, kivéve a sorvégek ♩ hangjai. Az mind a négy esetben BP.

Csinálosi erdőn …

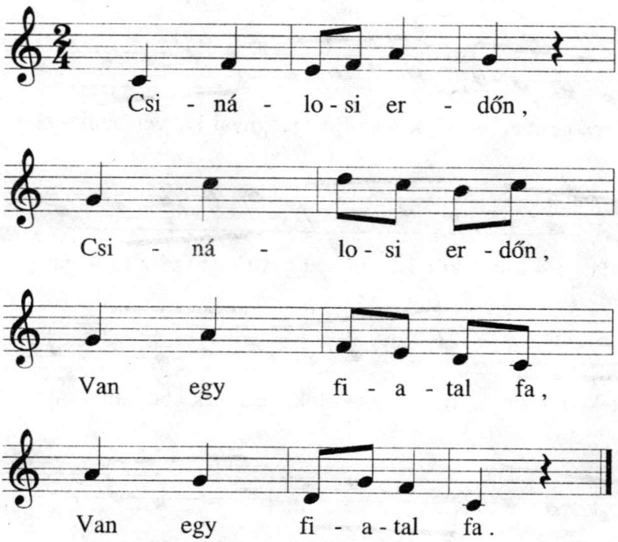

A negyedeket(♩) pergessük, a nyolcadokat (♪) BZ-KZ-vel képezzük. A dal négy különböző dallamrajzú sorból áll. A jobb kéznek viszont csak két sort kell megtanulnia.

1., 4. sor: BP, BP, BZ-KZ, BP, BP

2., 3. sor: BP, BP, BZ-KZ, BZ, KZ

Két szál pünkösdrózsa

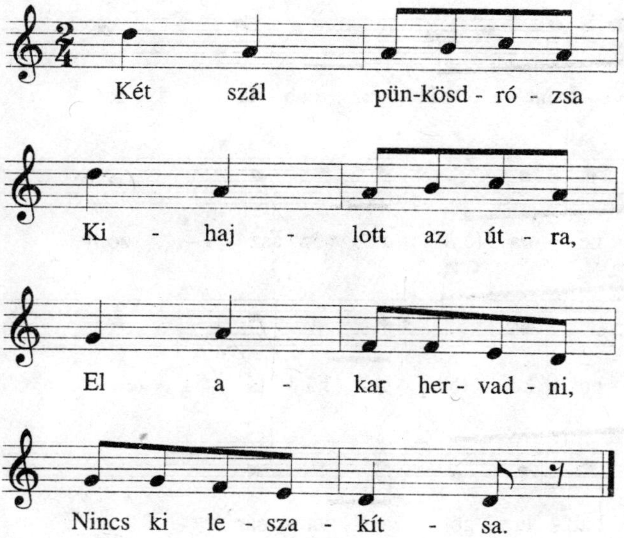
Két szál pün-kösd - ró - zsa
Ki - haj - lott az út - ra,
El a - kar her - vad - ni,
Nincs ki le - sza - kít - sa.

A jobb kéz munkáját úgy próbáljuk gyakorolni, hogy a bal kéz maradjon alaphelyzetben a d-n.
Játékmód: 1., 2., 3. sor: BP, BP, BZ-KZ, BZ-KZ
4. sor: BZ-KZ, BZ-KZ, BP, KZ

Kiment a ház az ablakon

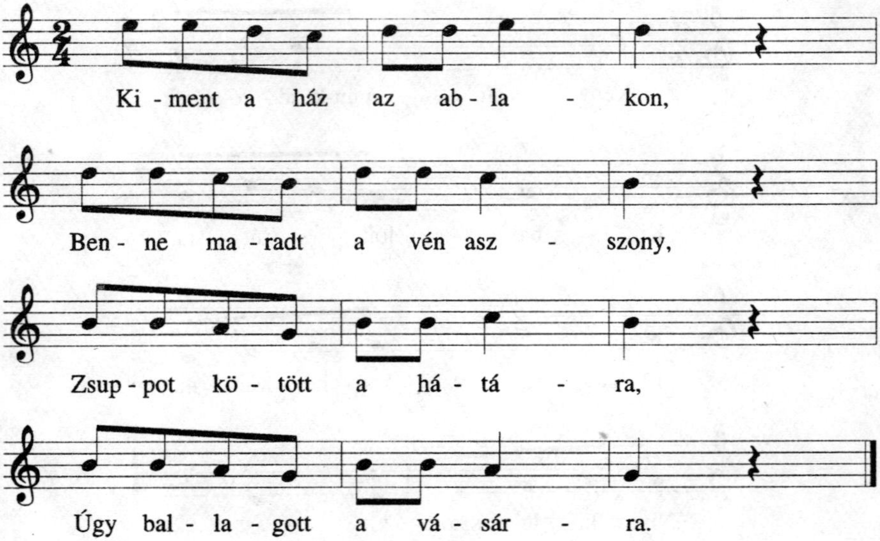
Ki - ment a ház az ab - la - kon,
Ben - ne ma - radt a vén asz - szony,
Zsup - pot kö - tött a há - tá - ra,
Úgy bal - la - gott a vá - sár - ra.

A jobb kéz munkája egyforma mind a négy sorban: BZ-KZ, BZ-KZ, BZ-KZ, BP, BP.
A sorvégi negyed szüneteket zengessük ki vagy díszítsük.

Summáját írom

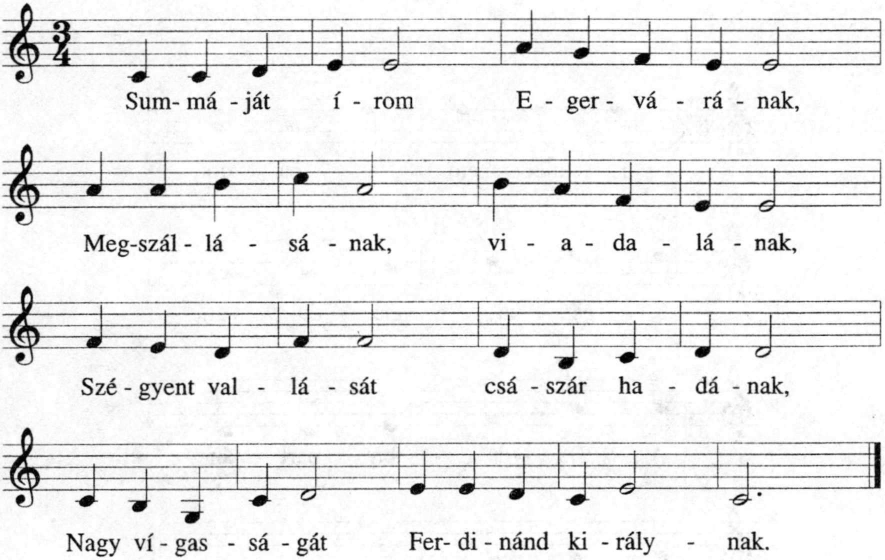
Sum- má - ját í - rom E - ger - vá - rá - nak,
Meg-szál - lá - sá - nak, vi - a - da - lá - nak,
Szé - gyent val - lá - sát csá - szár ha - dá - nak,
Nagy ví - gas - sá - gát Fer- di - nánd ki - rály - nak.

A páratlan szótagú ütemeket (1., 3., 5. stb.) szabályos BZ-KZ-KZ kézmozdulattal képezzük. Más mód nincs.
A páros szótagú ütemeket (2., 4., 6. stb.) BZ-KP-vel játsszuk. Vigyázzunk, mert ez a BZ-KP nem éles ritmus, ahol az időarány 1:3, mert itt az időarány 1:2 köz. Egy lábdobbanás a BZ, és két lábdobbanás a KP.

Ismertem apádot

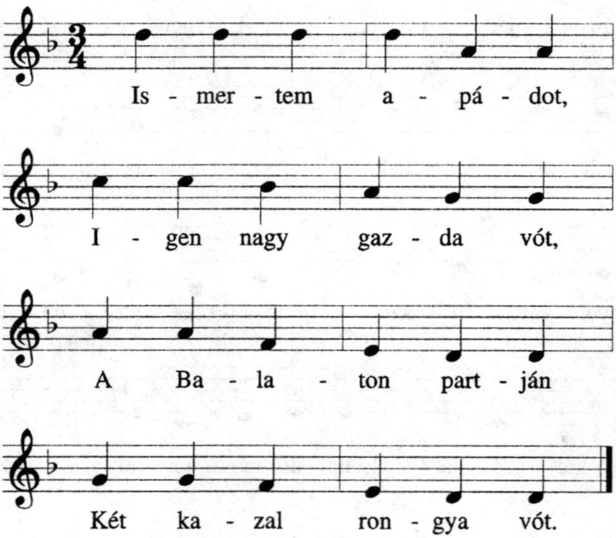
Is - mer - tem a - pá - dot,
I - gen nagy gaz - da vót,
A Ba - la - ton part - ján
Két ka - zal ron - gya vót.

Végig negyedekből álló dallam.
Játékmód: BZ-KZ-KZ. Ha már fülünkben van a dallam, át lehet tenni C-mollba. (C" kezdőhang, C' záróhang.)

Elment a két lány

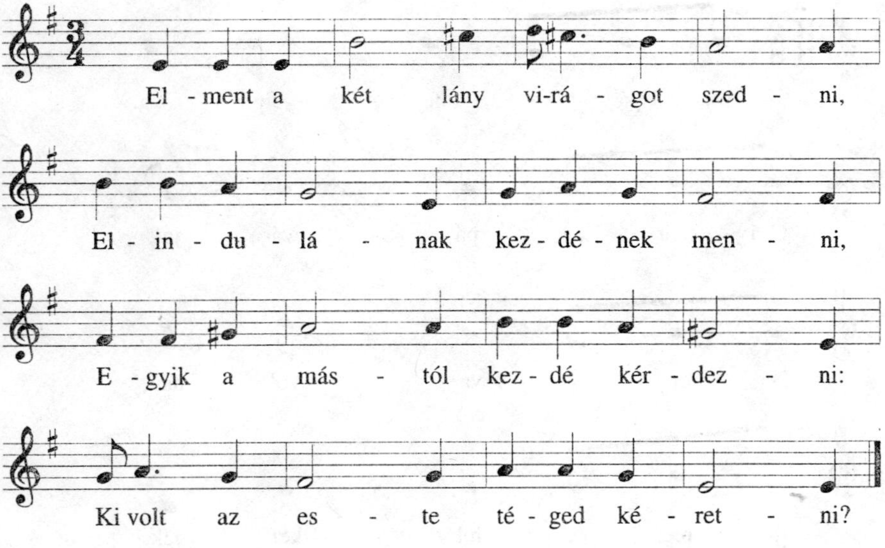

Játékmód: A páratlan szótagú ütemek (1., 3., 5. stb.) képzése szabályos 3/4-es forma; BZ-KZ-KZ. A páros szótagú ütemek időaránya 2:1 Képzése: BP-KZ.

Hej, páva, hej, páva

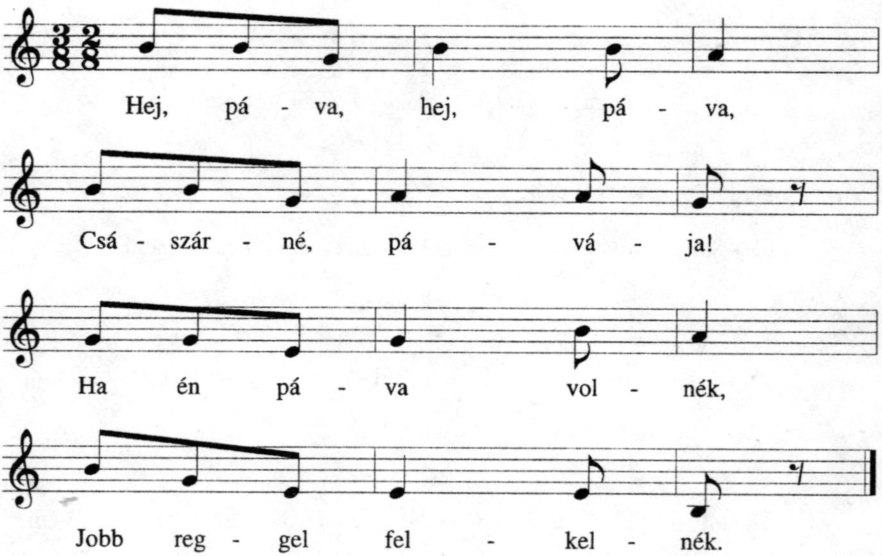

Hej, pá - va, hej, pá - va,
Csá - szár - né, pá - vá - ja!
Ha én pá - va vol - nék,
Jobb reg - gel fel - kel - nék.

A sorkezdő ütemek 3/8-ok. Kijátszásuk: BZ-KZ-KZ. A 2/8-okat (BP) bepergetjük (a 3/8-os ütemeknél az 1/4 hangokat szintén.) A nyolcad hangjait BZ-KZ-vel képezzük. A 4. sor lineárisan: BZ-KZ-KZ, BP-BZ-KZ.

Hopp ide tisztán

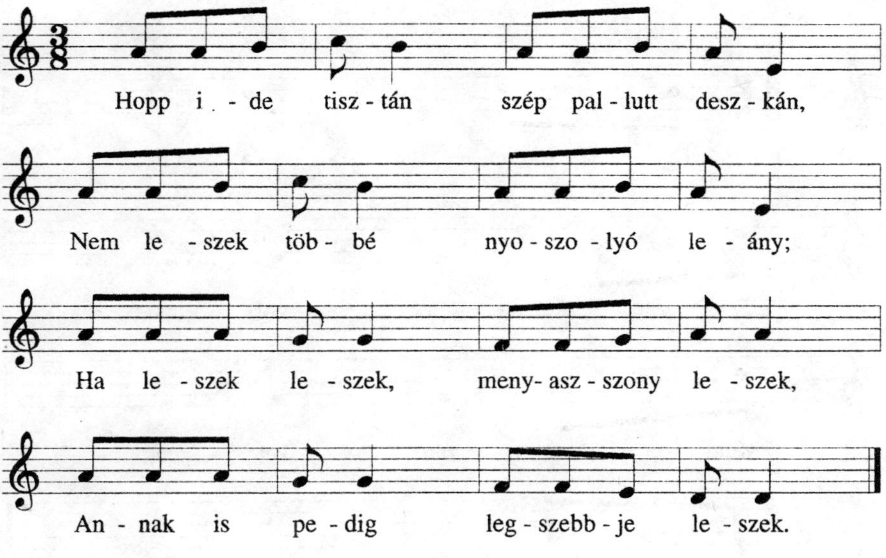

Kijátszása a 6. sz. példadal leírásával egyezően, a páratlan szótagú ütemek (1., 3., 5. stb.) BZ-KZ-KZ-val, a páros szótagú ütemek (2., 4. stb.) BZ-KP-vel lehetséges.

Lúdaim, lúdaim

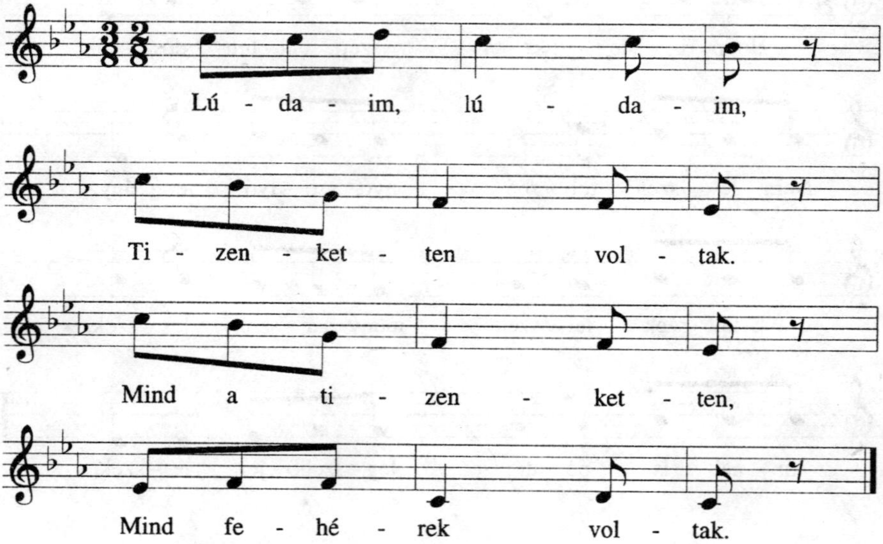

A négy sornak csak első ütemei a BZ-KZ-KZ.
A második ütemek BP-KZ, a sorvégi csonkaütemek BZ.
Lineárisan: BZ-KZ-KZ, BP-KZ, BZ.

Által mennék én a Tiszán

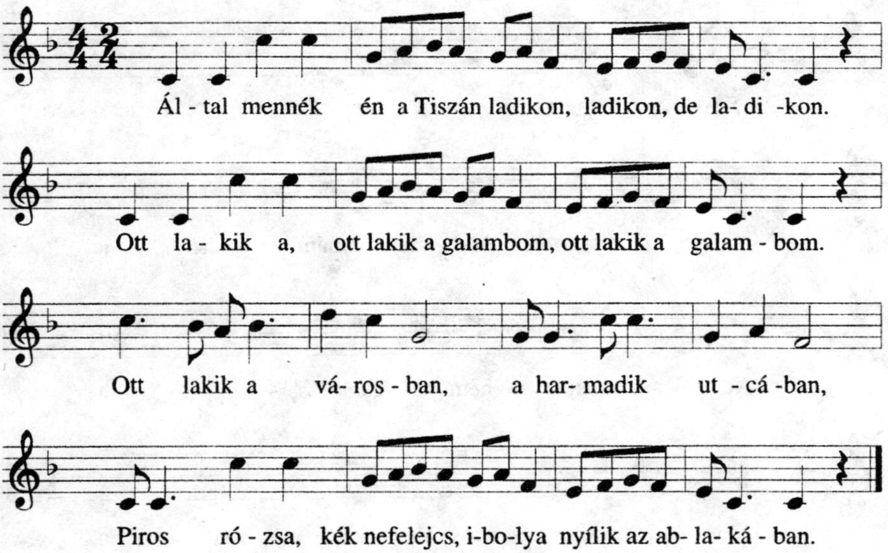
Ál - tal mennék én a Tiszán ladikon, ladikon, de la- di -kon.
Ott la - kik a, ott lakik a galambom, ott lakik a galam - bom.
Ott lakik a vá- ros - ban, a har- madik ut - cá -ban,
Piros ró - zsa, kék nefelejcs, i-bo-lya nyílik az ab- la- ká - ban.

A negyedhangokat BP-vel képezzük. Több szakasz eljátszásánál a BZ is jól hangzik variációként. Az 1/8-ad páros hangok képzése BZ-KZ. A nyújtott és éles ritmusok jelenléte kitűnő lehetőség az alkalmazkodó ritmus gyakorlására.

Süvegemen nemzetiszín rózsa

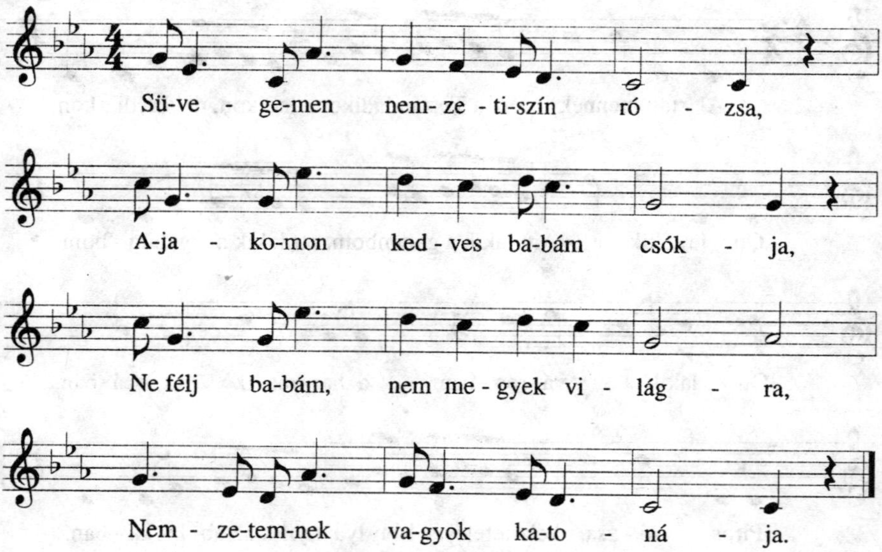
Sü-ve - ge-men nem- ze - ti-szín ró - zsa,
A-ja - ko-mon ked - ves ba-bám csók - ja,
Ne félj ba-bám, nem me - gyek vi - lág - ra,
Nem - ze-tem-nek va-gyok ka-to - ná - ja.

Az alkalmazkodó ritmusok gyakorisága a sorvégi kipergetéseknek, díszíthetőségeknek a lehetősége teszi számunkra hasznossá ezt a dalt.

Nincsen pénzem, de majd lesz

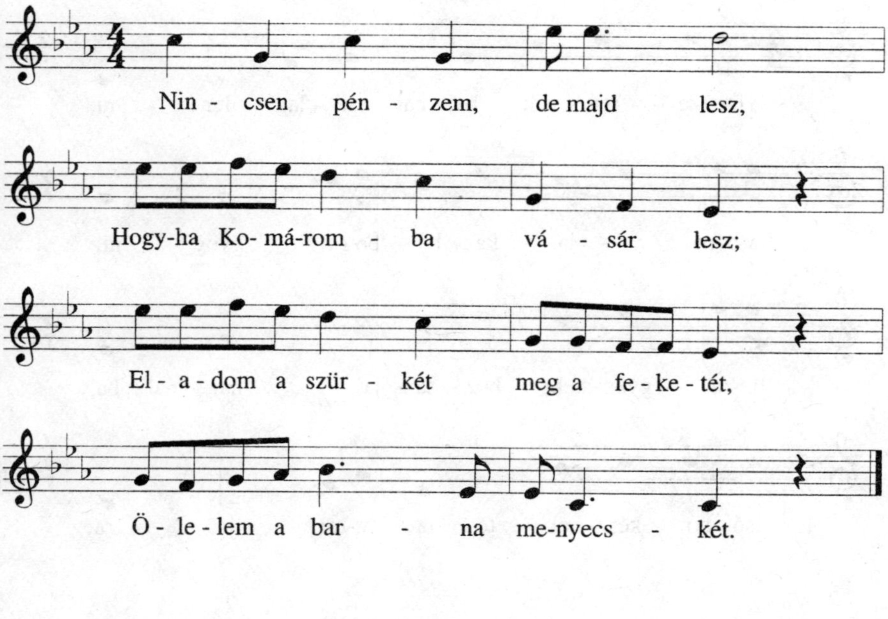
Nin - csen pén - zem, de majd lesz,
Hogy-ha Ko- má-rom - ba vá - sár lesz;
El - a - dom a szür - két meg a fe - ke - tét,
Ö - le - lem a bar - na me-nyecs - két.

A három időérték (♪♩𝅗𝅥) jelenléte által hasznos számunkra ez a dal. Az 1/8-okat BZ-KZ-vel játszuk. Az 1/4-eket BP-vel vagy BZ-vel, de zenekarban mindig egyformán játssza mindenki.

De szeretnék hajnalcsillag lenni

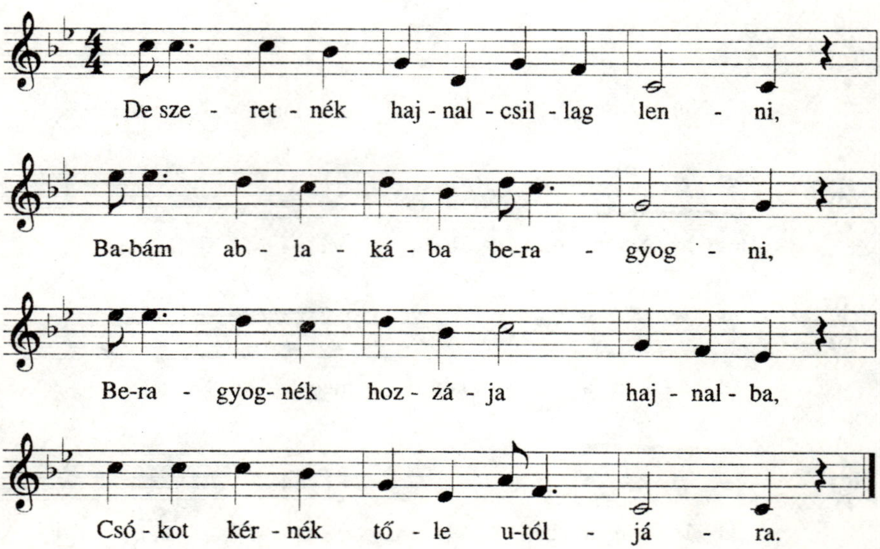
De sze - ret - nék haj - nal - csil - lag len - ni,
Ba-bám ab - la - ká - ba be-ra - gyog - ni,
Be-ra - gyog- nék hoz - zá - ja haj - nal - ba,
Csó - kot kér - nék tő - le u-tól - já - ra.

Alkalmazkodó (éles) ritmussal nyit az első három sor. Ne játsszunk helyette 2/4-et (BP, BP) sem 4/8-ot (BZ-KZ, BZ-KZ). A kijátszásuk szigorúan BZ-KP.

Jól van dolga a mostani huszárnak

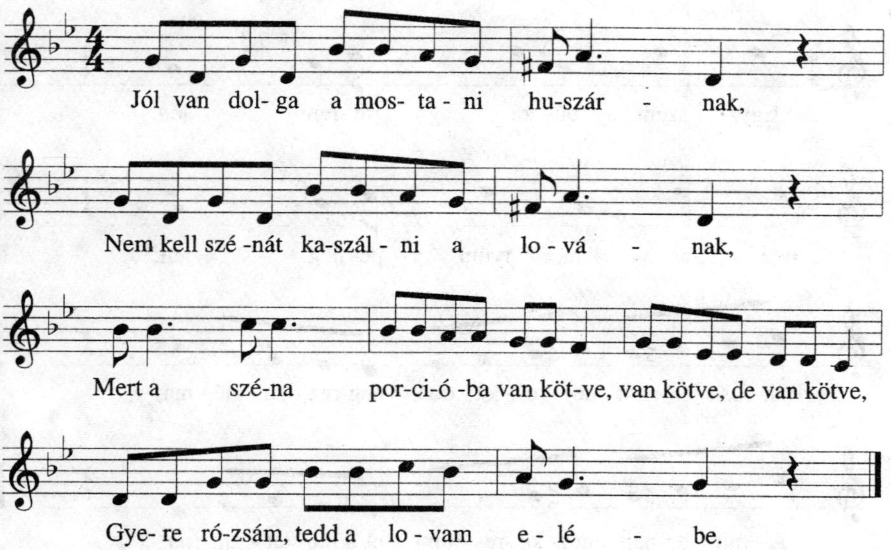
Jól van dol- ga a mos- ta - ni hu-szár - nak,
Nem kell szé -nát ka-szál - ni a lo - vá - nak,
Mert a szé-na por-ci-ó -ba van köt-ve, van kötve, de van kötve,
Gye- re ró-zsám, tedd a lo - vam e - lé - be.

Az első két sor nyolcadokkal (BZ-KZ) nyit. Sorközi módosítások, szünetjelek, éles ritmusok! Van mire figyelni, ha szépen akarjuk játszani! Ezt a dalt végig is lehet „kefélni". Ne tegyük!

Egy szem búza teremjen

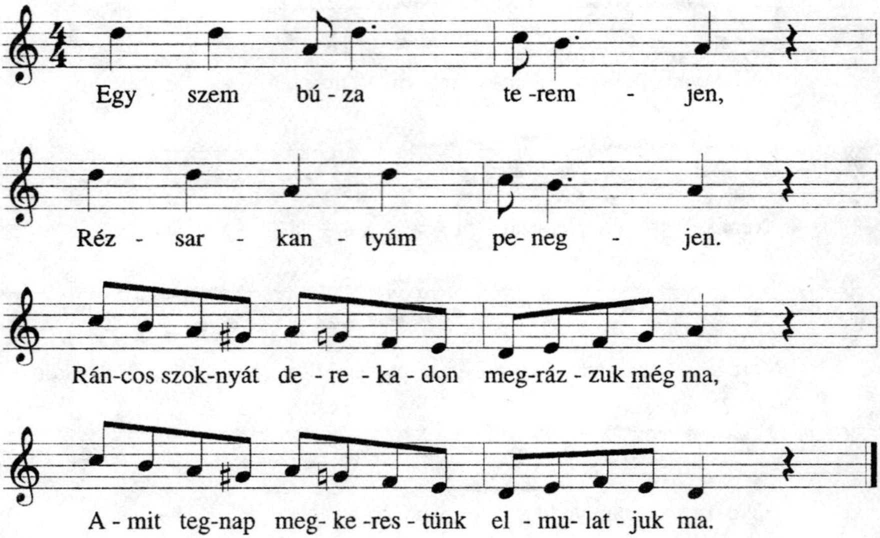
Egy szem bú - za te -rem - jen,
Réz - sar - kan - tyúm pe- neg - jen.
Rán-cos szok-nyát de - re - ka - don meg-ráz - zuk még ma,
A - mit teg-nap meg- ke -res - tünk el - mu- lat - juk ma.

A kezdés: BZ, BZ vagy BP, BP.
A nyolcadok BZ-KZ. Figyeljük a sorközi módosító és feloldó jeleket!

Megüzenem, megüzenem a gyulai bírónak

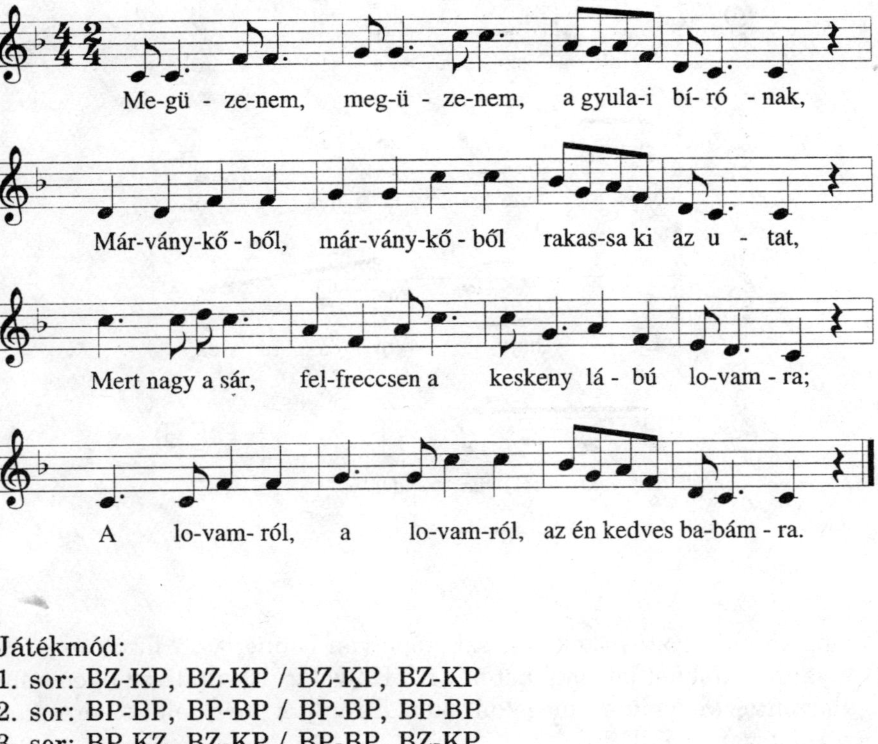
Me-gü - ze-nem, meg-ü - ze-nem, a gyula-i bí- ró - nak,
Már-vány-kő - ből, már-vány-kő - ből rakas-sa ki az u - tat,
Mert nagy a sár, fel-freccsen a keskeny lá - bú lo-vam - ra;
A lo-vam- ról, a lo-vam-ról, az én kedves ba-bám - ra.

Játékmód:
1. sor: BZ-KP, BZ-KP / BZ-KP, BZ-KP
2. sor: BP-BP, BP-BP / BP-BP, BP-BP
3. sor: BP-KZ, BZ-KP / BP-BP, BZ-KP
4. sor: BP-KZ, BP-BP / BP-KZ, BP-BP

Vegyes ütemű dal. Építkezése A A B A, tehát a három sora (1. 2. 4.) egyforma. Az alkalmazkodó ritmusok következtében mégis minden sora más és más hangulatot áraszt.

Hull a szilva a fáról

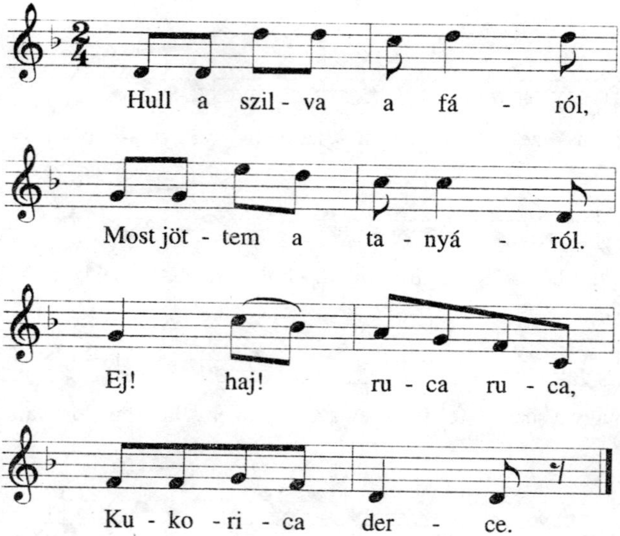
Hull a szil - va a fá - ról,
Most jöt - tem a ta - nyá - ról.
Ej! haj! ru - ca ru - ca,
Ku - ko - ri - ca der - ce.

Biztosan már észrevették: két szinkópa van benne, a „... fáról" és a „... tanyáról". Ki lehet játszani két pár BZ-KZ-vel is. Kerüljük az ilyen hangulatrontó, kényelmes megoldásokat. Tanuljuk meg lelkiismeretesen így kijátszani: BZ-KP-KZ.

Félre tőlem búbánat

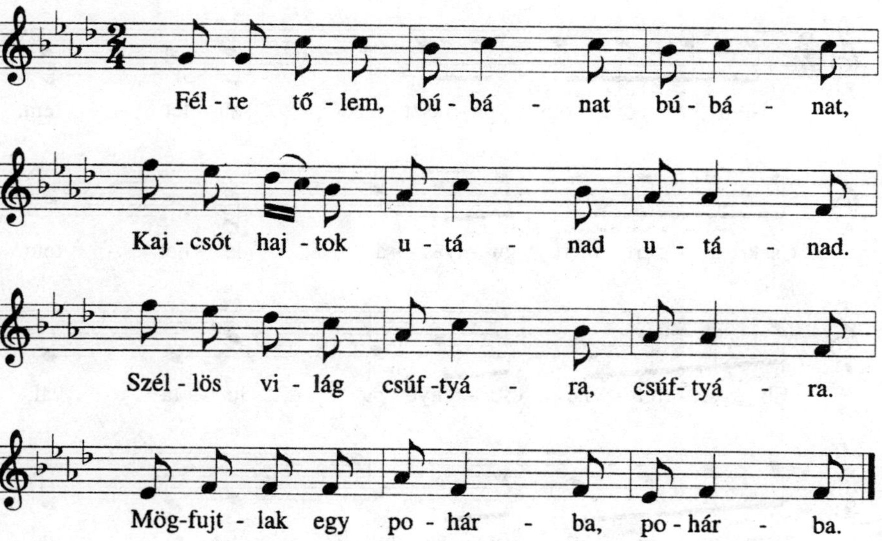

Kodály Zoltán lejegyzése után készült népdal. Ha a dallam már a fülünkben van, át kell transzponálni „d" kezdésre, úgy a citera nyelvének megfelelően C-n zárunk. Minden sor második, harmadik üteme szinkópás: BZ-KP-KZ.

Nem bánom, hogy parasztnak születtem

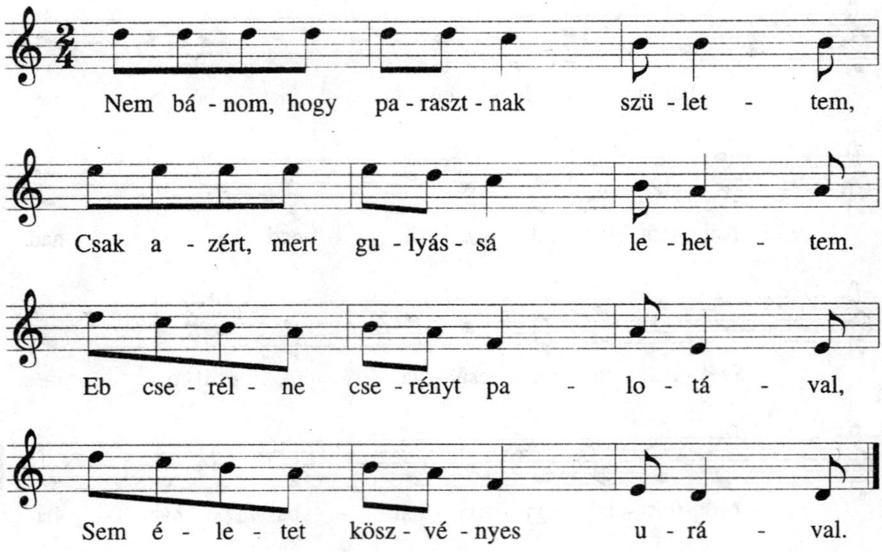

D dór dallam a törzshangsoron. Szintén transzponálható C végződésre (C kezdéssel), ha a csokorban lévő többi dal kívánja.

Szántottam gyöpöt

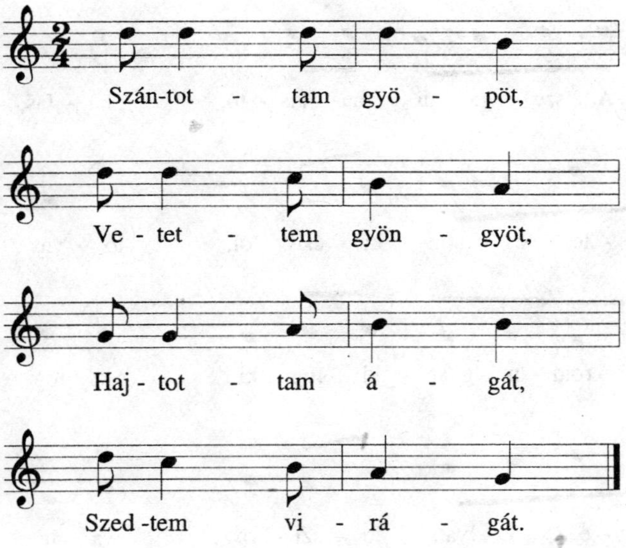

Egyedüli a példadalok közül, amelyiknek minden sora szinkópával kezd. G kezdéssel is kijátszható a törzshangsoron, így G záróhangot kapunk.

A szegedi halastó, halastó

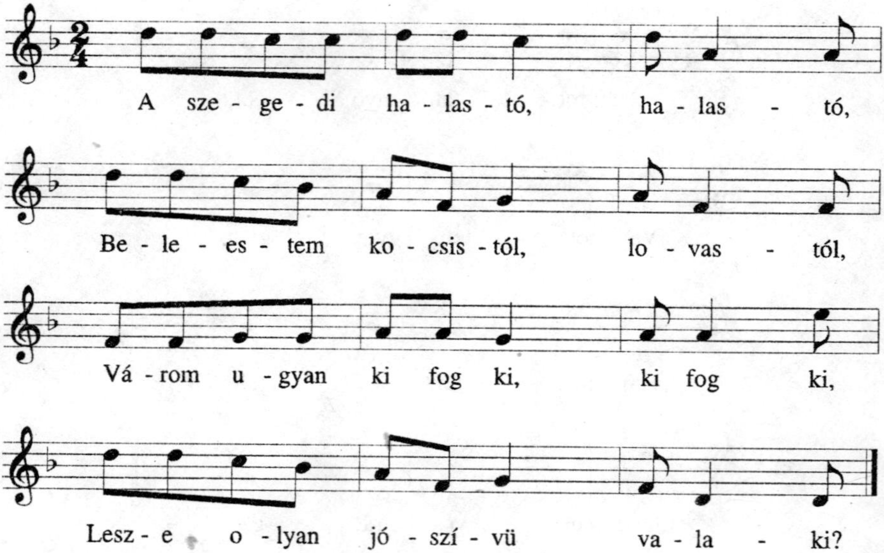
A sze - ge - di ha - las - tó, ha - las - tó,
Be - le - es - tem ko - csis - tól, lo - vas - tól,
Vá - rom u - gyan ki fog ki, ki fog ki,
Lesz - e o - lyan jó - szí - vü va - la - ki?

C-mollban 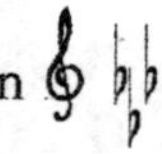 is játszható dal, de akkor c hang a kezdés és a zárás is.

Virágos kenderem

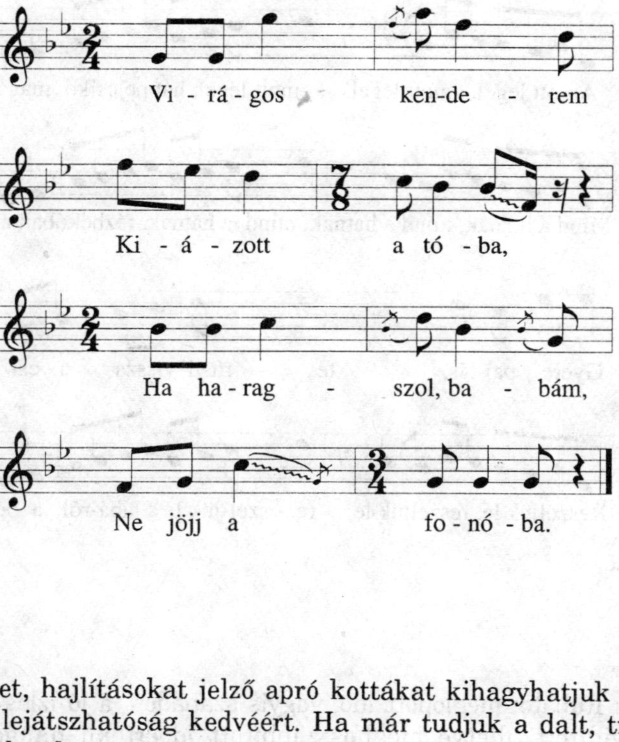
Vi - rá - gos ken-de - rem
Ki - á - zott a tó - ba,
Ha ha - rag - szol, ba - bám,
Ne jöjj a fo - nó - ba.

A díszítéseket, hajlításokat jelző apró kottákat kihagyhatjuk a dalból a könnyebb lejátszhatóság kedvéért. Ha már tudjuk a dalt, transzponálhatjuk C kezdésre, zárásra.

Amott legel

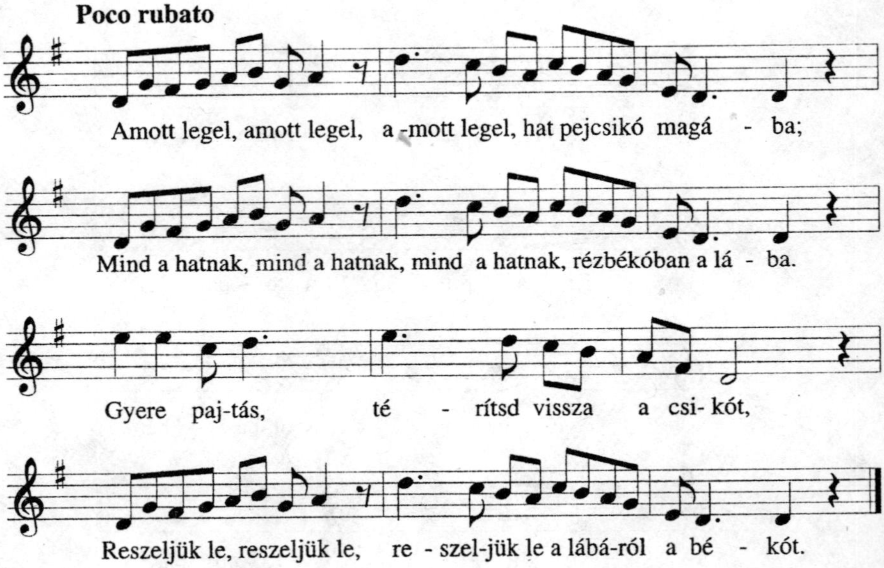
Poco rubato
Amott legel, amott legel, a -mott legel, hat pejcsikó magá - ba;
Mind a hatnak, mind a hatnak, mind a hatnak, rézbékóban a lá - ba.
Gyere paj-tás, té - rítsd vissza a csi- kót,
Reszeljük le, reszeljük le, re - szel-jük le a lábá-ról a bé - kót.

Tempo: Rubato: meglopott idő, vagyis szabadon, a jó ízlés határain belül megrövidített, illetve meghosszabbított időértékű hangokkal előadott dal.

Röpülj páva

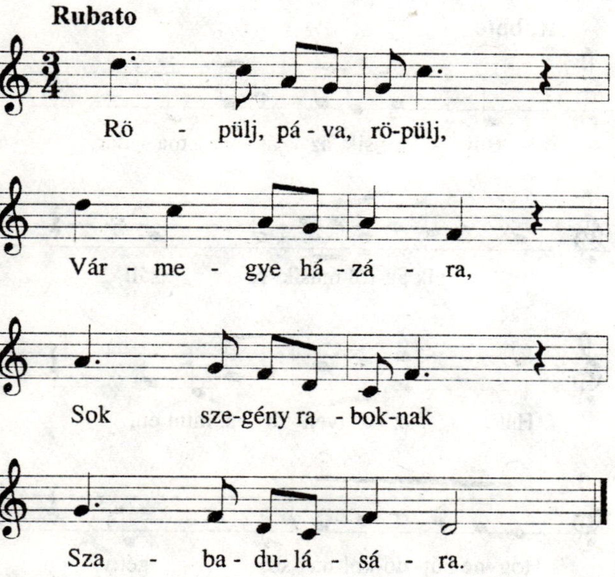

A rubato jellege miatt a 3/4-es ütemet játék közben szinte nem is érezzük.

Bújdosik az árva madár

Rubato

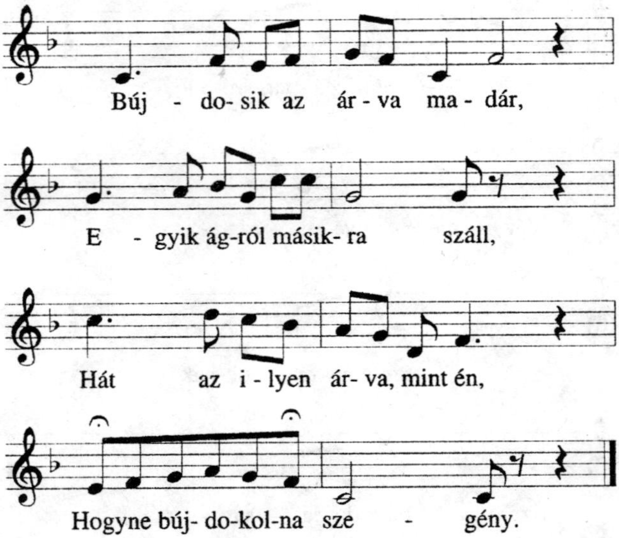
Búj - do- sik az ár - va ma - dár,
E - gyik ág-ról másik- ra száll,
Hát az i - lyen ár- va, mint én,
Hogyne búj- do-kol-na sze - gény.

A sorvégi szünet alatt zengessük ki a citerát, vagy díszítsünk.

Elindultam szép hazámbul

Parlando

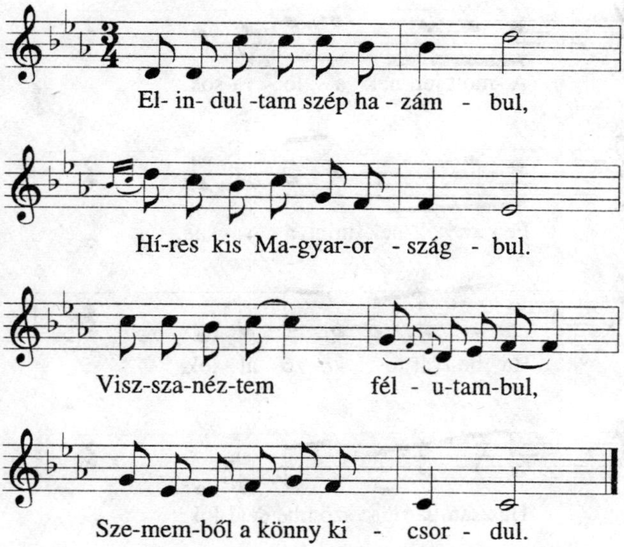
El- in- dul -tam szép ha - zám - bul,
Hí-res kis Ma-gyar-or - szág - bul.
Visz-sza-néz-tem fél - u-tam-bul,
Sze-mem-ből a könny ki - csor - dul.

Parlando: beszélt tempó. Kijátszás: 1. 4. sor három pár BZ-KZ, plusz két BP.

2. sor: az első két szótagot kívánatos nyújtott ritmussal (BP-KZ) kezdeni, egyebekben azonos az 1. 4. sorral.

3. sor: első ütem: BZ-KZ, BZ-KP, második ütem: BP-KZ, BZ-KP.

Amott jönnek a lovasok

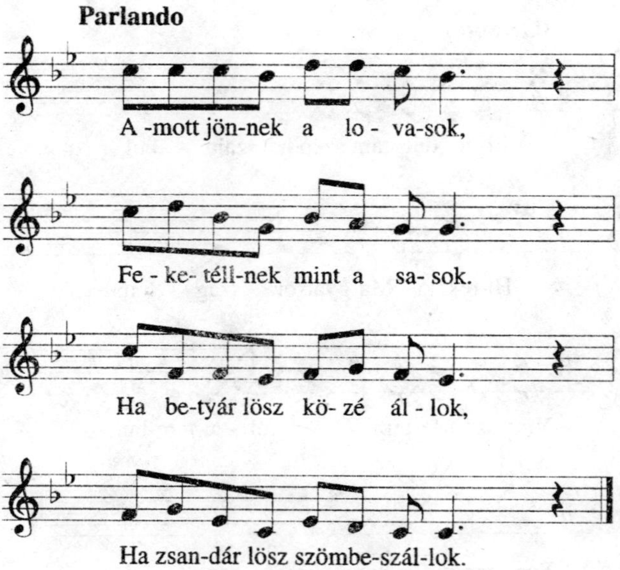

Minden sor egyforma.
Játékmód: BZ-KZ, BZ-KZ, BZ-KZ, BZ-KP.
Az elbeszélő tempónak megfelelően a sorvégi szünetjelekbe díszítő zenét iktathatunk.

Nem idevaló vagyok én

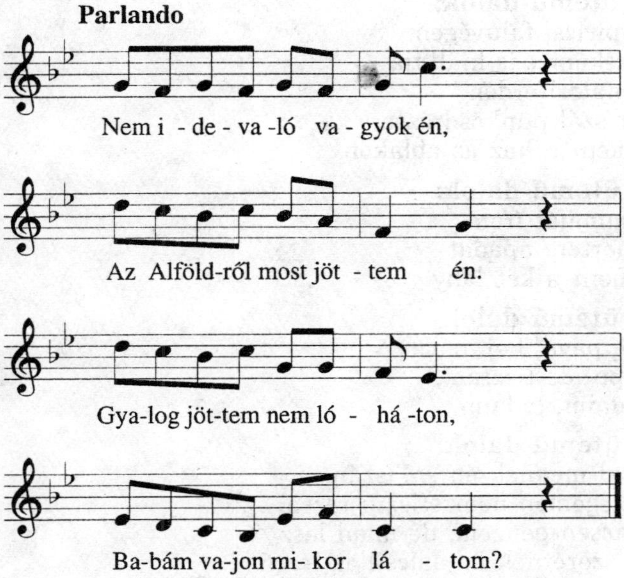

A beszédtempójú parlandó zenélésük tükrözze mindig a dal mondanivalóját, hangulatát.

Példadalok jegyzéke

2/4-es ütemű dalok:
1. Kispiricsi faluvégen
2. Kecskemét is kiállítja
3. Csinálosi erdőn
4. Két szál pünkösdrózsa
5. Kiment a ház az ablakon

3/4-es ütemű dalok:
6. Summáját írom
7. Ismertem apádat
8. Elment a két lány

3/8-os ütemű dalok:
9. Hej, páva, hej, páva
10. Hopp ide tisztán
11. Ludaim, ludaim

4/4-es ütemű dalok:
12. Által mennék én a Tiszán
13. Süvegemen nemzetiszín rózsa
14. Nincsen pénzem, de majd lesz
15. De szeretnék hajnalcsillag lenni
16. Jól van dolga a mostani huszárnak
17. Egy szem búza teremjen
18. Megüzenem, megüzenem a gyulai bírónak

Szinkópás dalok:
19. Hull a szilva a fáról
20. Félre tőlem búbánat
21. Nem bánom, hogy parasztnak születtem
22. Szántottam gyöpöt
23. A szegedi halastó, halastó
24. Virágos kenderem

Rubato dalok:
25. Amott legel
26. Röpülj páva
27. Bujdosik az árva madár

Parlando dalok:
28. Elindultam szép hazámból
29. Amott jönnek a lovasok
30. Nem idevaló vagyok én

Ábrák jegyzéke

BIBLIOGRÁFIA

A. FELHASZNÁLT IRODALOM

A magyar zene történetéből. Szerk. Szabolcsi Bence, Bartha Dénes, Bp. 1955. Akadémia Kiadó 287 p.

A zene könyve Bp. 1981. Zeneműkiadó 190 p.

Bartók Béla összegyűjtött írásai Bp. Zeneműkiadó 1. köt. 1966. 943 p.

Ádám Jenő: A muzsikáról. Zenei alapismeretek Bp. 1954. Zeneműkiadó 288 p.

Darvas Gábor: Évezredek hangszerei 2. átd. kiadás Bp. 1975. Zeneműkiadó 333 p.

Darvas Gábor: Zenei ábc Bp. 1963. Zeneműkiadó 465 p.

Eösze László: Kodály Zoltán életének krónikája Bp. 1972. Zeneműkiadó 286 p.

Gál György Sándor: Ismerkedés a zenetörténettel Bp. 1963. Móra Kiadó 373 p.

Káldor János: A magyar zenetörténet kistükre Bp. 1938. Rózsavölgyi 282 p.

Kodály Zoltán: A magyar népzene. A példatárt szerk. Vargyas Lajos 5. kiad. Bp. 1971. Zeneműkiadó 335 p.

Kodály Zoltán: A zene mindenkié. Válogatott írások 2. kiad. Bp. 1975. Zeneműkiadó 286 p.

Kodály Zoltán: Utam a zenéhez. 3. kiad. Bp. 1974. Zeneműkiadó 114 p.

Kodály Zoltán: Visszatekintés I–II. Összegyűjtött írások, beszédek, nyilatkozatok. Bp. 1964. Zeneműkiadó 902 p.

Legány Dezső: A magyar zene krónikája. Zenei művelődésünk ezer éve dokumentumokban. Bp. 1962. Zeneműkiadó 535 p.

Legány Dezső: Erkel Ferenc művei és korabeli történetük. Bp. 1975. Zeneműkiadó 138 p.

Major Ervin: Fejezetek a magyar zene történetéből. Válogatott tanulmányok Bp. 1967. Zeneműkiadó 278 p.

Molnár Géza: Általános zenetörténet a legrégibb időktől a jelenkorig.
Bp. 1930. Rozsnyai Károly 214 p.

Rajeczky Benjámin írásai Bp. 1976. Zeneműkiadó 251 p.

Rajeczky Benjámin: Mi a gregorián? Bp. 1981 Zeneműkiadó 157 p.

Réti Zoltán: Rózsavölgyi Márk Bp. 1975. Zeneműkiadó 183 p.

Sárosi Bálint: Cigányzene... Bp. 1971. Gondolat 247 p.

Sárosi Bálint: Zenei anyanyelvünk Bp. 1973. Gondolat 341 p.

Seprődy János válogatott zenei írásai és népzenei gyűjtése Bukarest, 1974. Kriterion 494 p.

Szabolcsi Bence: A magyar zene évszázadai.
Bp. 1961. Zeneműkiadó 2. köt. XVIII–XIX. sz. 318 p.

Szabolcsi Bence: A magyar zenetörténet kézikönyve 3. átd. kiad.
Bp. 1979. Zeneműkiadó 370 p.

Székely Júlia: Elindultam szép hazámból. Bartók Béla élete. Regény 3. kiad. Bp. 1980 Móra Kiadó 202 p.

Vargyas Lajos: A magyar népballada és Európa I–II.
Bp. 1976. Zeneműkiadó 1092 p.

Zenei nevelés Magyarországon Bp. 1954. Zeneműkiadó 128 p.

Zolnay László: A magyar muzsika régi századaiból
Bp. 1977. Magvető 417 p.

B. AJÁNLOTT IRODALOM:

ZENETÖRTÉNET

A magyar zenetörténet képeskönyve. Szerk. Keresztury Dezső, Vécsei Jenő, Falvy Zoltán. Bp. 1960. Magvető 335 p.

Darvas Gábor: A totemzenétől a hegedűversenyig.
A zene története 1700-ig. Bp. 1977. Zeneműkiadó 339 p.

Darvas Gábor: A zene anatómiája. Bp. 1974. Zeneműkiadó 441 p.

Kárpáthy–Kroó: Muzsikáló zenetörténet I–IV. Bp. Gondolat

Kókai Rezső: Századunk zenéje 2. kiad.
Bp. 1967. Zeneműkiadó 227 p.

Menuhin–Davis: Az ember zenéje. Bp. 1981. Zeneműkiadó 318 p.
Örök muzsika. Zenetörténeti olvasmányok.
Összeáll.: Barna István. 2. kiad. Bp. 1977 Zeneműkiadó 419 p.

ZENEELMÉLET

Bognár–Soltész: Tanuljunk zenét. Szolfézskönyv felnőttek számára. Bp. 1980. Zeneműkiadó 109 p.

Darvas Gábor: Bevezető a zene világába 5. köt. Zenei formák. Bp. 1968. Zeneműkiadó 79 p.

Kesztler Lőrinc: Zenei alapismeretek Bp. 1959. Zeneműkiadó 247 p.

Pongrácz Zoltán: Mai zene, mai hangjegyírás Bp. 1971. Zeneműkiadó 138 p.

Sárosi Bálint: Magyar népi hangszerek Bp. 1973. Tankönyvkiadó 115 p.

Vargyas Lajos: A magyarság népzenéje Bp. 1981. Zeneműkiadó 623 p.

HANGSZERISMERET

Darvas Gábor: Bevezető a zene világába. Bp. Zeneműkiadó 2. köt. A zenekar hangszerei 1965. 65 p. 4. köt. Együttzenélés 1967. 79 p.

Smith: Ismerkedjünk a zenekarral Bp. 1972. Zeneműkiadó 63 p.

SOROZATOK

Az én zeneszerzőm c. sorozat (J.S. Bach, Mozart, Bartók stb.)

Napról napra... Nagy muzsikusok életének krónikája (Ravel, Liszt...)

Zeneélet. A magyar zeneszerzés 30 éve, 50 muzsikus műhelyében stb.

Zenei kiskönyvtár (Csajkovszkij, Händel, Vivaldi stb.)

TARTALOMJEGYZÉK

2. kiadás
Kiadó: Nóta Discont, Budapest
Felelős vezető: Nógrádi Tóth István